Bach-Blüten für Einsteiger und Fort-
geschrittene

B. Klar

Über das Buch

Nach einer kurzen Vorstellung von Dr. Bach gibt das Buch unter anderem hilfreiche Einblicke in die Themen:

- Verstehen und Anwenden der 38 Bach-Blüten und der Rescue Tropfen unter

 Bezugnahme auf körperliche und psychische Erkrankungen (z. B. Burn-out, Borderline etc.)

- Herstellen einer eigenen Bach-Blüten Mischung

- Richtige Einnahme der Bach-Blüten

- Bach-Blüten für Menschen, Tiere und Pflanzen

Dieses Buch eröffnet nicht nur die theoretische Sichtweise der Bach-Blüten, sondern gibt auch für medizinische Laien eine gut verständliche Anleitung zur praktischen Anwendung.

Über die Autorin:

B. Klar ist Heilpraktikerin, Jahrgang 1960, die viele Jahre erfolgreich mit den Bach-Blüten in eigener Praxis therapiert hat. Nach dem Besuch psychologischer Vorlesungen erkannte sie, dass die Psychologie allein ihrem ganzheitlichen Therapieansatz nicht gerecht werden würde, so dass sie zunächst nebenberuflich und dann in Vollzeit eine mehrjährige Ausbildung mit Praktika zur Heilpraktikerin absolvierte. Später vermittelte sie ihr umfangreiches Wissen über die Bach-Blüten Therapie als Dozentin an andere Heilpraktiker/innen, gab als Seminarleiterin Kurse in Autogenem Training, Meditation etc. und stellt nun ihr gesammeltes Wissen zu dieser wundervollen Therapie, die sie immer wieder begeisterte, allen Interessierten zur Verfügung.

Vorwort

Herzlich willkommen, liebe/r an den Bach-Blüten interessierte/r Leser/in! Es freut mich sehr, dass Sie sich für dieses Thema interessieren. Mich hat sowohl die Persönlichkeit des Dr. Edward Bach als auch die von ihm erschaffene Bach-Blüten Therapie immer wieder aufs Neue begeistert. Ich hätte diesen Menschen gerne persönlich kennengelernt. Seine Sensitivität, Empathie und Hingabe an die Menschen müssen beeindruckend gewesen sein, aber leider habe ich nicht zu 'seiner Zeit' gelebt.

Die Bach-Blüten Therapie ist ein meines Erachtens einmaliger Ansatz möglicher Heilungswege, die den Menschen als Ganzes in den Vordergrund stellt. Die uns bekannte Medizin hat viele Vorteile: hervorragende diagnostische Methoden, gute Medikamente etc., aber es bleibt eine Medizin, die die Krankheit, die Symptome in den Vordergrund stellt und nur selten den Menschen als Ganzes betrachtet. Und genau das hat Dr. Edward Bach getan: den Menschen in seiner Ganzheit zu sehen.

Ich habe stets versucht, die sogenannte Schulmedizin und Naturheilkunde 'unter einen Hut' zu bekommen, um dann zu begreifen, dass Dr. Edward Bach als Schulmediziner und Erfinder seiner ganz eigenen Therapie das im Grunde schon lange erfüllt hatte. Seine Therapie hat mich immer wieder aufs Neue fasziniert und ich freue mich über all die schönen Heilungswege, die ich dank seiner Bach-Blüten erleben durfte.

So teile ich heute gerne auf Bitten vieler meiner Zuhörer/innen meiner Vorlesungen und ehemaliger Patienten/innen mein Wissen über diese wundervolle Therapie mit Ihnen. Zunächst dachte ich: Noch ein Bach-Blüten Buch? Es gibt doch schon so viele! Aber die Bitten um mein Wissen und meine Erfahrungen haben mich letztendlich doch überzeugt, dies alles in dieses Buch einfließen zu lassen. Möge es Ihnen und allen anderen Menschen ein gutes Leben ermöglichen.

Danke!

Inhaltsverzeichnis

1. Dr. Bach und seine Grundgedanken zur Blütentherapie 1

2. 0 Die 38 Bach-Blüten nach den 7 Seelenzuständen: 5

   2.1 Der erste Seelenzustand ist: Angst...14

     2 Aspen 15

     6 Cherry Plum 17

     20 Mimulus 18

     25 Red Chestnut..20

     26 Rock Rose 22

   2.2 Der zweite Seelenzustand ist Unsicherheit 24

     5 Cerato 25

     12 Gentian 26

     13 Gorse..28

     17 Hornbeam 29

     28 Scleranthus 31

     36 Wild Oat..32

   2.3 Der dritte Seelenzustand ist Ungenügendes Interesse an der Gegenwart .34

     9 Clematis 36

     16 Honeysuckle...37

     21 Mustard...38

     23 Olive 40

     35 White Chestnut..42

     34 Wild Rose 43

   2.4 Der vierte Seelenzustand ist Einsamkeit 45

     18 Impatiens 47

     34 Water Violet..48

2.5 Der fünfte Seelenzustand ist Überempfindlichkeit für Einflüsse 50

    4 Centaury...51

    15 Holly 53

    33 Walnut 54

2.6 Der sechste Seelenzustand ist Mutlosigkeit – Verzweiflung....................56

    11 Elm 58

    19 Larch..60

    22 Oak 62

    24 Pine 63

    29 Star of Bethlehem 65

    30 Sweet Chestnut...66

    38 Willow 67

2.7 Der siebte Seelenzustand ist Übertriebene Sorge um andere 70

    3 Beech 71

    8 Chicory 72

    27 Rock Water 74

    31 Vervain..76

    32 Vine 77

    Herstellung der Blütenessenzen 79

3. Herausfinden der passenden Blüten und Herstellung der Blütenessenzen......80

4. Zubereitung einer Bach-Blüten Mischung 86

5. Rechtliche Vorschriften..88

6. Rezeptmuster Bach-Blüten: 89

7. Einnahme der Bach-Blüten 91

8. Therapieverlauf und Therapieende 94

9. Kosten einer Bach-Blüten-Therapie 96

10. Möglichkeiten und Grenzen einer Bach-Blüten Therapie 97

11. Bach-Blüten für Tiere und Pflanzen 99

12. Therapie Kombinationsmöglichkeiten 100

13. Eifel-, Kalifornische Blüten 100

14. Therapiebeispiele/Differentialdiagnose 101

15. Literaturempfehlungen 106

1. Dr. Bach und seine Grundgedanken zur Blütentherapie

Er sagte dazu: „Krankheit ist weder Grausamkeit noch Strafe, sondern einzig und allein ein Korrektiv; ein Werkzeug, dessen sich unsere eigene Seele bedient, um uns auf unsere Fehler hinzuweisen, um uns von größeren Irrtümern zurückzuhalten, um uns daran zu hindern, mehr Schaden anzurichten – und uns auf den Weg der Wahrheit und des Lichts zurückzubringen, von dem wir nie hätten abkommen sollen."

Die zeitlose Aktualität dieser Sätze findet sich im Rahmen Humanistischer Medizin, Psychosomatik und Holistischem Heilen wieder.

Die holistische (ganzheitliche) Auffassung von Gesundheit, Krankheit und Heilung geht von der vollkommenen Einheit allen Lebens und der Einzigartigkeit aller darin vorkommenden Lebensformen aus. Jeder befindet sich auf einer einzigartigen Lebensreise und unser Gesundheitszustand wird als Indikator dafür angesehen, an welchem Punkt dieser Reise wir uns befinden. Jedes Krankheitssymptom gibt uns eine Botschaft, die zu erkennen, sich damit auseinanderzusetzen und in die weitere Entwicklung unserer Lebensmeisterschaft zu integrieren unsere Aufgabe ist.

Das System der Bach-Blüten lässt sich aus dieser Sichtweise als 'Heilung durch Reharmonisierung des Bewusstseins' bezeichnen. Es bringt uns an den Schaltstellen unserer Persönlichkeit, an denen Lebensenergie in falschen Bahnen läuft oder blockiert ist, wieder in harmonischen Kontakt mit unserer Ganzheit, mit unserer wahren Energiequelle. Und dazu wirken die Bach-Blüten auf den feinen energetischen Schwingungsebenen des Menschen.

Oder um Dr. Edward Bach selbst nochmals zu Wort kommen zu lassen: „Bestimmte wildwachsende Blumen, Büsche und Bäume höherer Ordnung haben durch ihre hohe Schwingung die Kraft, unsere menschlichen Schwingungen zu erhöhen und unsere Kanäle für die Botschaften unseres spirituellen Selbst zu öffnen; unsere Persönlichkeit mit den Tugenden, die wir nötig haben, zu überfluten und dadurch die (Charakter)-Mängel auszuwaschen, die unsere Leiden verursachen. Wie schöne Musik oder andere großartige, inspirierende Dinge, sind sie in der Lage, unsere ganze Persönlichkeit zu erheben und uns unserer Seele näher zu bringen. Dadurch schenken sie uns Frieden und entbinden uns von unseren Leiden. Sie heilen nicht dadurch, dass sie die Krankheit direkt angreifen, sondern dadurch, dass sie unseren Körper mit den schönen Schwingungen unseres Höheren Selbst durchfluten, in deren Gegenwart die Krankheit hinweg schmilzt wie Schnee an der

Sonne. Es gibt keine echte Heilung ohne eine Veränderung in der Lebenseinstellung, des Seelenfriedens und des inneren Glücksgefühls."

Aus diesen Worten erkennt man sehr gut den eigentlichen Ansatz der Bach-Blüten Therapie: „...unsere Persönlichkeit mit den Tugenden, die wir nötig haben, zu überfluten und dadurch die (Charakter)-Mängel auszuwaschen, die unsere Leiden verursachen. ..." Dr. Edward Bach versuchte stets, den Menschen in seiner Gesamtheit zu erfassen und das bisher noch ungenutzte Potential zu ergründen, das er für die eigentliche Krankheitsursache hielt. Durch die Bach-Blüten sollte dann dieses brachliegende Potential zum 'Erblühen' gebracht werden, um den Menschen ganz und heil werden zu lassen.

Dieser Punkt ist ganz entscheidend, und sollte immer wieder bedacht werden, da diese Herangehensweise sich vollkommen von dem unterscheidet, was man gewohnt ist. Also nicht die Krankheit wird betrachtet, sondern der Mensch und was ihm im wahrsten Sinne des Wortes zu seiner Ganzheit 'fehlt'. Nur unter dieser Betrachtungsweise kann eine Bach-Blüten Therapie erfolgreich sein. Und das findet seine Bestätigung auch in dem o. g. Satz: „...Sie heilen nicht dadurch, dass sie die Krankheit direkt angreifen, ..." Das bedingt neben fundierten Kenntnissen der 38 Bach-Blüten und der Einteilung nach den sieben Seelenzuständen auch ein hohes Maß an Respekt vor jedem Lebewesen und Mitgefühl für jedes Lebewesen. Und gerade diese humanistische, empathische Art des individuellen Herangehens ist es, was viele so an den Bach-Blüten schätzen.

Dr. Bach teilte die Blüten dazu in sieben verschiedene Seelenzustände ein: Angst, Unsicherheit, Ungenügendes Interesse an der Gegenwart, Einsamkeit, Überempfindlichkeit, Mutlosigkeit und Verzweiflung sowie übergroße Sorge um andere.

Nach dieser Einteilung, statt wie so häufig in alphabetischer Reihenfolge, werden die Bach-Blüten nun im Folgenden detailliert dargestellt, um eine bessere

Möglichkeit der Zuordnung zu gewinnen, denn Angst ist nicht gleich Angst oder Unsicherheit nicht gleich Unsicherheit. Was dem einen Menschen leichte Angst verursacht, kann einen anderen Menschen z. B. völlig kalt lassen oder ihn gar in Panik versetzen. Ich kann an dieser Stelle nur wiederholen, wie wichtig es ist, den ganzen Menschen zu betrachten und nicht ein Symptom.

2. 0 Die 38 Bach-Blüten nach den 7 Seelenzuständen:

Nummer u. Name	deutsche Bezeichnung	Hintergrund

Angst

2 Aspen	Zitterpappel/Espe	Vage Ängste
6 Cherry Plum	Kirschpflaume	Panische Ängste
20 Mimulus	Gefleckte Gauklerblume	Bestimmbare Ängste
25 Red Chestnut	Rote Kastanie	Ängste um andere
26 Rock Rose	Sonnenröschen	Überwältigende Ängste

Unsicherheit

5 Cerato	Bleiwurz/Hornkraut	Ratsuchend
12 Gentian	Bitterer Enzian	Skeptisch
13 Gorse	Stechginster	Resignation
17 Hornbeam	Hainbuche	Erschöpfung
28 Scleranthus	Einjähriger Knäuel	Unentschlossenheit
36 Wild Oat	Waldtrespe	Unklare Ziele

Ungenügendes Interesse an der Gegenwart

7 Chestnut Bud	Kastanienknospe	Unaufmerksamkeit
9 Clematis	Waldrebe	Verträumtheit
16 Honeysuckle	Jelängerjelieber/Geißblatt	Vergangenheitsorientiert
21 Mustard	Ackersenf	Depression
23 Olive	Olive	Müdigkeit
35 White Chestnut	Weiße Kastanie	Gedankenkreisen
37 Wild Rose	Heckenrose	Apathie

Einsamkeit

14 Heather	Heidekraut	Publikumsbezogen
18 Impatiens	Springkraut	Reizbarkeit, Ungeduld
34 Water Violet	Sumpfwasserfeder	Unnahbarkeit

Überempfindlichkeit für Einflüsse

1 Agrimony	Odermennig	Konfliktprobleme
4 Centaury	Tausendgüldenkraut	Willensschwäche
15 Holly	Stechpalme	Eifersucht
33 Walnut	Walnuss	Neue Lebensphase

Mutlosigkeit – Verzweiflung

10 Crab Apple	Holzapfel	Ekel
11 Elm	Ulme	Überforderungsgefühle
19 Larch	Lärche	Minderwertigkeitsgefühl
22 Oak	Eiche	Verbissenheit
24 Pine	Kiefer	Schuldgefühle
29 Star of Bethlehem	Goldiger Milchstern	Nachwirkung eines Schocks
30 Sweet Chestnut	Edelkastanie	Schmerzüberwältigt
38 Willow	Weide	Verbitterung

Übertriebene Sorge um andere

3	Beech	Buche	Kritiksucht
8	Chicory	Wegwarte	Herrschsucht
27	Rock Water	Quellwasser	Prinzipienreiter
31	Vervain	Eisenkraut	Stress
32	Vine	Weinrebe	Fanatismus

Die erste 'fertige' Mischung der Bach-Blüten waren die Rescue Tropfen.

Rescue *Tropfen* und -Creme

Die Rescue Tropfen sind das erste und einzige Kombinationspräparat der Dr. Bach Therapie, das, richtig angewendet, bei allen Menschen gleichermaßen wirksam ist!

Sie werden auch 'Notfalltropfen' genannt, da sie sich als Erste Hilfe in vielen kleineren und größeren Notfallsituationen bewährt haben. Sie bewirken offenkundig eine sofortige Reintegration des psychoenergetischen Systems und sorgen dafür, dass die gefürchtete Kettenreaktion der Schockfolgen auf zellulärer und organfunktioneller Ebene gar nicht erst entsteht oder wieder außer Kraft gesetzt wird. Die Wirkung ist manchmal schon innerhalb von 30 Sekunden zu beobachten.

Aber: die Rescue Tropfen sind in akuten Notsituationen als begleitende Überbrückungshilfe gedacht, nicht als Ersatz einer medizinischen Notfallbehandlung!

Die Tropfen in Alkohollösung enthalten:

Cherry Plum, Clematis, Impatiens, Rock Rose und Star of Bethlehem.

<u>Dosierungshinweise:</u>

In akuten Fällen vier Tropfen direkt aus der Rescue Flasche in ein Glas mit Wasser geben und in kleinen Schlucken trinken. Danach ggf. noch alle 15, 30 oder 60 Minuten einen Schluck trinken. Falls kein Wasser oder Ähnliches zur Verfügung steht, kann man die Tropfen auch unverdünnt auf die Zunge träufeln. Bei Bewusstlosen tropft man die Notfalltropfen je nach Zugänglichkeit auf die Lippen, das Zahnfleisch, die Schläfen, die Handgelenke, auf die Herzregion, die Schilddrüse oder hinter die Ohren.

<u>Äußere Anwendung:</u>

Umschläge werden hergestellt, in dem man z. B. ein Leinentuch in eine Schüssel mit ca. 0,5 l Wasser und 4 bis 6 Tropfen aus der Rescue Flasche taucht und auf die verletzte Körperregion auflegt.

Rescue kann sowohl vor als auch nach einem 'erschütternden' Ereignis genommen werden. Anwendungsbeispiele: Vor einem wichtigen Gespräch, einer Prüfung, einem Zahnarztbesuch, vor und nach einer Operation, nach einem Herzanfall, einer allergischen Reaktion oder wenn man einen Schreck bekommen hat, z. B. durch einen heftigen Streit, einen Unfall oder andere Situationen, die man als 'schockierend' empfand. Die Verwendung der Notfalltropfen soll sich jedoch auf Notfallsituationen, die aber sicherlich individuell unterschiedlich eingestuft werden, beschränken und nicht zur Dauergewohnheit werden. Wichtig ist ebenfalls, nicht zu viel und zu oft von den Rescue Tropfen vor oder nach einem belastenden Ereignis einzunehmen, denn sonst kann es passieren, dass man eine sogenannte 'Erstverschlimmerung' proviziert und man schlimmstenfalls noch nervöser und aufgeregter wird. Bei den Bach-Blüten gilt nicht das Motto: 'Viel hilft viel'.

Rescue eignet sich ebenfalls zur Behandlung von <u>Tieren und Pflanzen</u>. Anwendungsbeispiele: Tiere während der Eingewöhnungsphase, insbesondere auch Tiere, die man aus einem Tierheim aufnimmt. Vor oder nach einem Tierarztbesuch etc. Man gibt vier Tropfen in das Trinkwasser oder auf das Fressen, gerne auch auf ein 'Leckerli'. Die Einsatzfelder bei Pflanzen können z. B. sein: nach dem Umtopfen, Versetzen von Stecklingen, Frost- oder Ungeziefereinwirkung etc. Einfach vier Tropfen in das Gießwasser geben oder die Pflanzen mit der Mischung besprühen.

Die **Rescue Creme** enthält neben den fünf Bach-Blüten der Rescue Tropfen zusätzlich 'Crab Apple'. Die Grundlage der Creme besteht aus Honig, Bienenwachs und Wasser. Die Creme ist Lanolin frei und unparfümiert.

Die Creme wird z. B. nach Hautverletzungen wie Prellungen, Schnittverletzungen, Verbrennungen, Verstauchungen oder plötzlichen Hautausschlägen mit und ohne Juckreiz, Hautirritationen oder Insektenstichen dünn auf die betroffenen Stellen aufgetragen. Ebenso bewährt hat sich die Creme als Massagehilfe, dazu wird sie vor einem Massageöl aufgetragen.

Heutzutage gibt es außerdem noch **Rescue Bonbons**, die zwar einerseits den Vorteil haben, ohne eine Konservierung mit Alkohol auszukommen, andererseits aber dazu verführen können, etwas, dass im Grunde ein Medikament ist, wie ein Bonbon immer mal wieder zu lutschen. Gerade bei dem Einsatz bei Kindern, sollte darauf geachtet werden, ihnen den Unterschied zwischen einem Medikament und einem gewöhnlichen Bonbon zu vermitteln.

Kommen wir nun 'endlich' zu der eigentlichen **Beschreibung der Bach-Blüten**, die wie bereits erwähnt nicht in alphabetischer Reihenfolge ist, sondern nach der Einteilung der sieben Seelenzustände, wie Dr. Bach sie im Original ausgeführt hat.

2.1 Der erste Seelenzustand ist: Angst

Angst an sich hat ja durchaus ihren Sinn und ist nicht generell behandlungsbedürftig. Die Angst sorgt dafür, dass unser Körper auf eine angstbesetzte Situation entsprechend durch Flucht oder Kampf reagieren kann. Dazu laufen vielfältige Prozesse in uns ab, wie z. B. die Erhöhung des Adrenalinspiegels, Beschleunigung des Herzschlages und vieles mehr.

Erst wenn die Angst zu einem Problem für einen Menschen wird, also z. B. vage Ängste anfangen, das Leben zu bestimmen oder eine bestimmbare Angst, die im Alltag jedoch allgegenwärtig ist, eine massive Einschränkung der Lebensqualität bedeutet, sollte über eine adäquate Behandlung nachgedacht werden.

Dem Seelenzustand Angst ordnete Dr. Bach diese Blüten zu:

2 Aspen	Zitterpappel/Espe	Vage Ängste
6 Cherry Plum	Kirschpflaume	Panische Ängste
20 Mimulus	Gefleckte Gauklerblume	Bestimmbare Ängste
25 Red Chestnut	Rote Kastanie	Ängste um andere
26 Rock Rose	Sonnenröschen	Überwältigende Ängste

In dieser Reihenfolge werden im Folgenden die einzelnen Blüten ausführlich beschrieben.

2 Aspen

Dies ist die Blüte bei vagen, nicht genau bestimmbaren Ängsten, unangenehmen Ahnungen oder Befürchtungen. Die Angst vor etwas, dass sich nicht explizit erklären lässt beziehungsweise vor etwas, dass sich einer realen Grundlage entzieht. Das kann von unheimlichen Ahnungen, allgemeiner Lebensangst bis zu Zukunftsängsten reichen. Begleitet werden die Ängste zudem von einem Gefühl der Hilflosigkeit, weil die Betroffenen ja keinen greifbaren Grund für ihre Ängste finden, und sich ihnen daher ausgeliefert fühlen.

Menschen, die unter dieser Art von Angst leiden, sagen z. B., dass sie unter Ängsten oder Ahnungen leiden, für die sie eigentlich keine logische Erklärung haben. Dass sie sich selbst als hochsensibel einstufen, sich von ihren Befürchtungen beinahe schon verfolgt fühlen oder ihre Umwelt sie manchmal als leicht überspannt empfindet. Oft beschäftigen sich diese Menschen mit okkulten Dingen, haben einen Hang zu Mysterien und leiden unter den Befürchtungen, dass irgendetwas Schlimmes passieren könnte.

Das drücken sie z. B. wie folgt aus: „Ich habe sehr oft diese Ahnung, dass irgendetwas Schlimmes passiert." oder: „Ich habe einen Hang zu okkulten Dingen, die ich genauso wenig fassen kann wie meine Ängste." Sie scheinen förmlich das Gras wachsen zu hören.

Auch der Schlaf ist bei diesen Menschen häufig durch nächtliches Erwachen oder Grübeleien gestört. Dazu kommt eine teils vegetative Labilität, Wetterfühligkeit oder vermehrtes Schwitzen. Es sind in der Regel empfindsame Menschen mit einer lebendigen Phantasie.

Aspen harmonisiert diese Form von Ängsten, indem es mehr Lebensmut verleiht und künftig ermöglicht, ängstliche Ahnungen richtig zu deuten und souverän mit ihnen umzugehen.

6 Cherry Plum

Diese Blüte wird bei panischen Ängsten eingesetzt, und zwar insbesondere bei der Angst vor sich selbst bzw. vor dem, was man tun könnte, wenn man seinen Gefühlen freien Lauf lassen würde.

Menschen mit dieser Art von Angst fühlen sich wie ein Vulkan, der jederzeit ausbrechen könnte. Sie leiden unter permanenter Anspannung, können nicht loslassen und müssen sich ständig kontrollieren, um nicht 'auszurasten'. Sie neigen zu hysterischen Ausbrüchen, Wut- oder Weinanfällen und schlimmstenfalls zu Selbstmord- oder Amokgedanken.

Sie fühlen sich innerlich zum Zerreißen gespannt und sind gefangen in ihrer Gefühlswelt, die im Zwiespalt mit Gesetz und Ordnung steht. Oft haben sie das Gefühl, durchzudrehen oder verrückt zu werden oder zwanghaft etwas tun müssen, um diese dauernde innere Angespanntheit abzubauen.

Eine große innere Wut versucht sich freie Bahn zu schaffen, wird aber immer wieder durch Selbstkontrolle daran gehindert – ein Teufelskreislauf, der unbedingt unterbrochen werden muss. Sie formulieren es z. B. so: „Oft bekomme ich ganz bestimmte Anfälle, die mir hinterher leidtun." oder: „Ich bin innerlich so verkrampft und neige zu zwanghaftem Verhalten, etwas Bestimmtes zu tun oder zu zerstören."

Cherry Plum hilft gegen den psychischen Überdruck, indem es ausgleichend wirkt und die Betroffenen eine bessere innere Stabilität entwickeln können.

20 Mimulus

Hier geht es um bestimmbare Ängste, die auch exakt benannt werden können. Die Angst also vor ganz bestimmten Dingen, wie z. B. Angst vor Spinnen, vor Aufzügen, vor der Zukunft, vor einem Gewitter, vor Krankheit, vor dem 'Mann unter dem Bett', vor der Dunkelheit, vor Einbrechern, vor neuen Situationen, vor Menschenmengen, in engen Räumen und auch der Erwartungsangst, der Angst vor der Angst. Diese Blüte trifft auf alle Arten von Phobien zu.

Es können alle Altersstufen von dieser Angst betroffen sein. Ihre Mitmenschen bezeichnen sie z. B. als Angsthasen, übervorsichtig. Das führt leider dazu, dass die betroffenen Menschen sogar Angst bekommen, über ihre Angst zu reden, da man sie auslachen könnte. Sie fühlen sich von ihren Mitmenschen nicht ernst genommen, fühlen sich in ihrer Empfindsamkeit unverstanden und sind schüchtern. Sie neigen dazu, feuchte Hände, Herzrasen und Schweißausbrüche zu bekommen.

Diese definierbaren Ängste werden z. B. wie folgt zum Ausdruck gebracht: „Ich erinnere mich, dass ich schon als Kind sehr ängstlich war und nie allein sein wollte/im Dunkeln schlafen wollte." oder: „Meine Nerven sind nicht die allerbesten, ich habe oft feuchte Hände, mein Puls rast oder ich fange plötzlich an zu stottern."

Neue Situationen, Risiken oder Abenteuer vermeiden sie, denn ihr Motto lautet: 'Wer sich in Gefahr begibt, kommt darin um.' Aber auch ansonsten eher mutigere Menschen können z. B. durch ein unverarbeitetes, schlimmes Erlebnis gelegentlich in diesen Seelenzustand geraten und sagen dann: 'Gebranntes Kind scheut Feuer.'

Mimulus kann den Betroffenen mehr Selbstvertrauen schenken, ohne dass sie ihre Sensitivität verlieren. Es hilft dabei, sich den eigenen Ängsten besser zu stellen und sich mehr zuzutrauen.

25 Red Chestnut

Hier handelt es sich um die Art von Angst, bei der die Besorgnis um Nahestehende in übertriebene Fürsorge ausartet. Typisch ist die überbesorgte Mutter und der/die sich stets um den/die Partner/in Sorgen machende Person. Sie leben in der permanenten Angst, dass 'ihren Lieben' etwas zustoßen könnte, denn das wäre ganz schrecklich für sie selbst, da sie die ihnen nahestehenden Personen stets an die erste Stelle setzen und sich selbst erst an zweiter oder gar letzter Stelle sehen. So bringen sie durch ihre Angst immer wieder Opfer für andere, und das sogar gerne, auch wenn der begleitende gequälte Gesichtsausdruck etwas Anderes ausdrückt.

Es sind von der Grundhaltung die eher pessimistisch ängstlichen Menschen, die die Welt mit großer Skepsis betrachten, da sie ihnen unsicher und voller Gefahren vorkommt. Sie sind erst wieder glücklich, wenn sie alle ihnen Nahestehenden um sich versammelt haben und so sicher sein können, dass niemanden etwas passieren kann. Damit machen sie leider sich selbst und oft auch ihren Mitmenschen das Leben schwer, weil ja immer nur die Gefahren, die das Leben so mitbringt, in den Vordergrund gerückt werden, und man dabei all das Schöne übersieht und die Lebensfreude arg darunter leidet. Dazu kommen häufig noch Schlafstörungen, Unruhe oder sogar Herzbeschwerden.

Abzugrenzen ist diese Blüte von der 8 Chicory. Bei beiden handelt es sich zwar um die Sorge um andere, aber mit anderen Hintergründen. Red Chestnut sieht ständig die Gefahr, in der sich ihre Lieben befinden könnten, Chicory dagegen behandelt die Dankbarkeit erwartende Überfürsorglichkeit mit Besitzansprüchen.

Der Unterschied kommt auch in den Formulierungen der Betroffenen zum Ausdruck:

25: „Ich habe die ständige Befürchtung, dass meinen Lieben etwas zustoßen könnte, das wäre schrecklich für mich." oder: „Wichtig ist für mich, dass es nahestehenden Personen gut geht und dass ich weiß, wo sie sind, ich zähle da erst an zweiter Stelle." Insbesondere dieses an zweiter Stelle zu zählen, würde ein Mensch, der 8 benötigt, nie so artikulieren, sondern eher:

8: „Ich bin ein ausgesprochener Diplomat, besonders, wenn ich etwas erreichen will, habe ich viele Wege, um ans Ziel zu kommen." oder „Weil die anderen ohne meine Hilfe gar nicht auskommen, stehe ich mit Rat und Tat zur Seite und 'manage' vieles für sie." Hier stehen die anderen an zweiter Stelle, es ist ein eher manipulatives Verhalten, was wiederum bei 25 nicht anzutreffen ist.

Red Chestnut kann die übergroße Sorge wieder in gelassenere Bahnen lenken und die Betroffenen zu einem mitfühlenden Menschen werden lassen, jedoch ohne die pessimistische und ängstliche Grundhaltung. Vertrauen in das Leben und den Sinn aller Erfahrungen kann sich entwickeln.

26 Rock Rose

Diese Blüte ist für die absoluten Ausnahmesituationen voller Panik oder gar Todesangst vorgesehen. Es handelt sich hierbei um einen momentanen, akuten Zustand, also Notsituationen, in denen nur noch Panik, das helle Entsetzen oder Schock empfunden wird. Die betroffenen Menschen können dabei starr vor Angst sein, bewegungsunfähig, wie 'das Kaninchen vor der Schlange'. Die Angst ist nicht mehr steigerbar. Man denkt, das Leben ist gleich zu Ende. Das können z. B. Bankangestellte sein, die einen bewaffneten Raubüberfall durchstehen mussten, Entführungsopfer oder auch die erhaltene Diagnose Krebs.

Es kann sich aber auch um Angst- und Albträume handeln, aus denen man schweißgebadet aufwacht oder andere außergewöhnliche Situationen, in denen man sich vor Angst wie gelähmt fühlt und das Gefühl hat, keinen klaren Gedanken mehr fassen zu können.

Diese Menschen erinnern an ein Kaninchen, das mit weit aufgerissenen Augen vor der Schlange sitzt, unfähig sich zu rühren. Das sagen sie dann z. B. so: „Oft bin ich vor Angst wie von Sinnen, mein Herz bleibt stehen und ich bin wie erstarrt."

Rock Rose gibt Ruhe und Gelassenheit, löst die eventuell durch ein schlimmes, schockierendes Erlebnis ausgelöste Blockade und normalisiert die vegetativen Abläufe wieder. Diese Blüte ist eine der ganz wesentlichen Bestandteile der Rescue Tropfen.

2.2 Der zweite Seelenzustand ist Unsicherheit

Diesem Seelenzustand ordnete Dr. Edward Bach diese Blüten zu:

5 Cerato	Bleiwurz/Hornkraut	Ratsuchend
12.Gentian	Bitterer Enzian	Skeptisch
13 Gorse	Stechginster	Resignation
17 Hornbeam	Hainbuche	Erschöpfung
28 Scleranthus	Einjähriger Knäuel	Unentschlossenheit
36 Wild Oat	Waldtrespe	Unklare Ziele

Auch die Unsicherheit ist zunächst wie die Angst teilweise durchaus sinnvoll. Jeder Mensch kennt wohl ab und an ein Gefühl von Unsicherheit, Skepsis oder Zweifeln. Auch hier gilt der Grundsatz, dass erst bei einer Einschränkung der Lebensqualität oder einem Leidensdruck eine Behandlung in Frage kommt.

5 Cerato

Diese Blüte kann den Menschen guttun, denen das Vertrauen in ihre eigene Meinung oder Urteilsfähigkeit fehlt, so dass sie immer wieder andere um Rat fragen, sei es, dass sie dadurch ihre Meinung bestätigt bekommen oder sich sicherer in ihren Entscheidungen fühlen. Statt an ihren Standpunkt zu glauben und auf ihre eigene Intuition zu zählen, setzen sie größeres Vertrauen in andere Menschen als in sich selbst. Ohne andere um Rat zu fragen, fällt es ihnen schwer, eigene Entscheidungen zu treffen.

Dadurch wirken sie auf andere oft unselbständig. Sie geben den Gefragten ein Gefühl der Überlegenheit und machen sich auf diese Weise auch mal beliebt, denn sie wollen es gerne allen recht machen. Manchmal neigen sie dazu, andere sogar zu imitieren.

Bitte nicht falsch verstehen: Fragen zu stellen, ist nicht falsch! So lernen wir dazu, sammeln Informationen und gerade Kinder fragen oft viel. Das ist alles vollkommen normal. Selbstverständlich ist es auch gut, sich mal mit Freunden zu beraten oder einen in einer Angelegenheit erfahrenen Menschen um Rat zu fragen. Gemeint sind hier nur diejenigen erwachsenen Menschen, die unsicher sind und zu wenig Selbstvertrauen haben, um allein ihr Leben zu meistern und daher ständig andere um Rat fragen. Sie sagen z. B.: „Ich bin ja so unsicher, deshalb frage ich lieber andere um Rat, ehe ich etwas falsch mache." oder: „Andere, die ich um Rat fragen, wissen schon, was gut für mich ist."

Das Problem der Betroffenen liegt in dem Bestreben, alles richtig machen zu wollen. Dies in der Kombination mit einem wenig ausgeprägten Selbstwertgefühl und dem Weghören, was seine Intuition rät, führt zu dem Bedürfnis, sich Autoritäten unterzuordnen. Da diese Menschen ihrer inneren Stimme nicht vertrauen und sympathiebedürftig sind, fragen sie sich, wie sie es allen anderen recht machen können, statt, wie sie es sich selbst recht machen könnten. So verleugnen sie langfristig ihre eigenen Bedürfnisse und verlassen sich zu sehr auf andere, die es vielleicht nicht immer gut mit ihnen meinen.

12 Gentian

Gentian kann den Menschen helfen, denen es an Mut, Durchhaltevermögen und Zuversicht fehlt. Den Skeptikern mit einer negativ pessimistischen Erwartungshaltung, die bei jeder Schwierigkeit aufgeben und stets das Schlimmste erwarten. Und das Schlimme daran: durch diese Grundhaltung erfahren sie auch oft, dass sie zu denen gehören, die kein Glück haben, die scheitern und so nährt sich ihre Schwarzseherei noch weiter, da sie ja aufgrund der sich 'selbst erfüllenden Prophezeiung' in ihrer Grundhaltung bestätigt werden.

Auch bei Depressionen mit bekannter Ursache, also z. B. nach dem Verlust eines geliebten Menschen, kann Gentian gute Dienste leisten. Ebenso bei Rückschlägen im Heilungsprozess oder Rezidiven. Durch die eigene Willensschwäche und Mutlosigkeit hervorgerufene Misserfolge leiden die Betroffenen nicht nur unter der krankhaften Schwäche, sondern auch unter deren Folgen wie z. B. Depressionen etc.

Gentian grenzt sich also von Cerato ab, da die Menschen, denen Gentian helfen kann, dass sie durchaus an sich glauben, nur leider an das Negative. Und das hört sich z. B. so an: „Es ist besser, immer das Schlimmste anzunehmen, dann wird man wenigstens nicht auch noch enttäuscht, und ich bin schon oft enttäuscht worden." oder: „Sobald sich mir Probleme in den Weg stellen, schmeiße ich lieber alles hin, statt weiterzumachen."

Die Betroffenen sind sehr sensibel und brauchen dringend mal Erfolgserlebnisse, die sie mit Gentian leichter erreichen können, da sie mehr Durchhaltevermögen und Willenskraft fördern.

13 Gorse

Wenn Menschen, denen Gentian helfen könnte, unbehandelt bleiben, kann es zu einer Ausweglosigkeit und Hoffnungslosigkeit kommen, in der Gorse hilfreich sein kann. Im Grunde ist Gorse die Steigerung einer Situation von Gentian. Schwerer Pessimismus, Burn-out, tiefe Depression, Selbstaufgabe, eventuell die Folge einer schweren Erkrankung oder schlimmer Lebensumstände. Und das eigentliche Problem: diese Menschen suchen keine Hilfe mehr, denn Menschen, denen diese Blüte helfen könnte, kommen eigentlich nur dann in die Praxis, wenn andere sie dazu überredet haben, und das mit der felsenfesten Überzeugung, dass ihnen sowieso niemand mehr helfen kann.

Warum Dr. Edward Bach diese Blüte dem Seelenzustand Unsicherheit zuschrieb, hat sich mir persönlich - bei allem Respekt vor seiner Persönlichkeit — nicht so ganz erschließen können. Nach meiner Erfahrung, sind Menschen, die Gorse brauchen, nicht unsicher, sondern sie haben resigniert und wollen und können nicht mehr. Vielleicht meinte er eine daraus resultierende Unsicherheit.

Diese Menschen reden oft nicht viel, sagen manchmal auch, dass sie nur gekommen sind, weil jemand anderer sie dazu überredet hat. Aber bei Äußerungen, wie z. B.: „Ich habe immer gekämpft, auf Besserung gehofft, aber jetzt kann und will ich einfach nicht mehr." oder: „Ich war schon bei so vielen, aber keiner konnte mir helfen." sollten Behandler hellhörig werden.

Hier kann die Suizidgefahr nicht überbetont werden! Wenn man einem solchen Patienten als Heilpraktiker/in gegenübersitzt, muss man sich dieser Verantwortung absolut gewiss sein und darf sich auch nicht scheuen, sobald von Suizidgedanken die Rede ist, eine/n psychologisch ausgebildete/n Behandler/in hinzuziehen oder notfalls bei akuter Suizidgefahr eine Zwangseinweisung in eine psychiatrische Klinik zu veranlassen.

17 Hornbeam

Diese Blüte ist für diejenigen gedacht, die sich mental erschöpft fühlen und sich schwertun, überhaupt eine Tätigkeit anzugehen. Insbesondere, wenn sie gar nicht so viel zu tun haben oder sich von Routineaufgaben gelangweilt fühlen. Haben sie dagegen eine reizvolle Tätigkeit vor sich, können sie dabei wieder 'aufblühen'.

Sie sagen z. B.: „Ich Grunde habe ich gar nicht so viel zu tun, aber dennoch kommt es mir wie ein riesiger, unüberwindbarer Berg vor." oder: „Mich überhaupt dazu aufzuraffen, mit einer Arbeit anzufangen das ist momentan das Schwerste für mich."

Man kommt morgens schlecht aus dem Bett, fühlt sich schwach, geistig erschöpft und sich aufzuraffen fällt schwer. Ausgelaugt und schwunglos, ohne dass sie eine Ursache erkennen, verunsichert sie dieser Zustand. Mit dieser Blüte kann ihnen der Start in den neuen Tag besser gelingen.

Bewegung verbessert diesen Zustand ebenfalls, aber dazu können sich manche ohne zuvor Hornbeam genommen zu haben, gar nicht aufraffen. Dieser Impuls kann also sehr hilfreich sein, die täglichen Aufgaben wieder mühelos und mit Freude erfüllen zu können.

Hornbeam ist ein Mittel, das hilft, die Aufgaben des täglichen Lebens besser zu meistern. Es wirkt gegen Versagensängste und fördert die Aktivität und das Selbstvertrauen. Mit mehr Kraft ausgestattet, weiß man künftig, dass man den anstehenden Belastungen gewachsen sein wird.

28 Scleranthus

Wie bei Cerato fällt es den Menschen schwer, Entscheidungen zu treffen und einzuhalten. Diese Menschen fragen jedoch andere nicht um Rat, sondern machen die Dinge mit sich selbst aus. Auffallend ist die Sprunghaftigkeit, wie man sie gewöhnlich während der Pubertät kennt. Menschen, denen Scleranthus das Leben erleichtern kann, sind stets auf Wechsel programmiert. Eine Sache, für die sie sich heute entscheiden, kann ihnen am nächsten Tag vollkommen gleichgültig geworden sein.

Sie verspüren eine innere Zerrissenheit, Ablenkbarkeit oder auch Schusseligkeit und werden von anderen für unzuverlässig gehalten, da sie immer wieder zwischen zwei Extremen hin und her pendeln. Das verunsichert sie in ihrer Lebensführung und macht sie unglücklich, zumal oft körperlich wechselnde Beschwerden auftreten sowie Rückschläge in der Genesung. Ihnen fehlt der ruhende Pol in ihrer Mitte, aus der sie Sicherheit schöpfen können.

Das formulieren sie z. B. so: „In mir ist alles auf Wechsel ausgelegt, Heißhunger wechselt mit Appetitlosigkeit, totale Gleichgültigkeit mit Hyperaktivität, Durchfall mit Verstopfung." oder: „Ich habe ziemlich starke Stimmungsschwankungen und wenn ich mich für etwas entschieden habe, möchte ich das am nächsten Tag oft am liebsten rückgängig machen."

Die Betroffenen können ihre Entscheidungsschwäche mit Scleranthus lernen zu überwinden, indem sie lernen, bewusst Prioritäten zu setzen und in sich hineinzuhorchen, wohin sein Lebensweg ihn führen möchte.

36 Wild Oat

Bei Menschen, für die Wild Oat vorgesehen ist, fehlt ein klares Lebensziel. Sie suchen ihre Berufung, möchten sich selbst verwirklichen und etwas Sinnvolles, Besonderes tun. Sie sind erfolgreich in ihren Tätigkeiten, die sich aber immer wieder wechseln auf der Suche nach ihrem richtigen Lebensziel. Sie verfügen oft über eine hohe Begabung und vielfältige Interessen, aber nicht zu wissen, wo ihr Platz im Leben ist, verunsichert sie.

Das kann sich so anhören: „Ich habe vieles angefangen, abgebrochen und finde einfach nicht das Richtige für mich." oder: „Ich möchte etwas Besonders aus meinem Leben machen, etwas Sinnerfülltes, weiß aber nicht, was."

Klassisch ist z. B. der ewige Student, der verschiedene Studiengänge beginnt oder auch der Abbrecher von Ausbildungen, weil nichts als das für diesen

Menschen Richtige zu sein scheint und sie auf längere Sicht zufriedenstellen kann. Diese Blüte kann ihnen dabei helfen, ihr Ziel leichter zu erreichen.

Wild Oat kann behilflich sein, einen klaren Blick und sicheren Instinkt zu bekommen, um nicht immer wieder fehlgeleitet falsche Weg einzuschlagen.

2.3 Der dritte Seelenzustand ist Ungenügendes Interesse an der Gegenwart

Diesem Seelenzustand ordnete Dr. Edward Bach diese Blüten zu:

7..Chestnut Bud	Kastanienknospe	Unaufmerksamkeit
9.Clematis	Waldrebe	Verträumtheit
16.Honeysuckle	Jelängerjelieber/Geißblatt	Vergangenheitsorientiert
21.Mustard	Ackersenf	Depression
23.Olive	Olive	Müdigkeit
35.White Chestnut	Weiße Kastanie	Gedankenkreisen
37.Wild Rose	Heckenrose	Apathie

7 Chestnut Bud

Das Stichwort 'Unaufmerksamkeit' ist sehr treffend, für Menschen, denen es an Ausdauer, Konzentration und Lernen aus begangenen Fehlern fehlt. So machen sie immer wieder dieselben Fehler, haben schulische oder berufliche Probleme durch ihre Nachlässigkeit. Sie neigen dazu, viele Zukunftspläne zu schmieden, vernachlässigen jedoch anstehende Tätigkeiten.

Außerdem schieben sie zu erledigende Arbeiten auf. Nach außen wirken sie oftmals oberflächlich, desinteressiert, tollpatschig oder wie ein 'zerstreuter Professor'. Haben sie Fehler gemacht, verdrängen sie dies schnell und lernen nicht daraus. Das kann zu vielerlei Problemen in der Schule, der Ehe, bei der Arbeit oder mit den Mitmenschen führen.

So sagen sie z. B.: „Ich habe ein schlechtes Gedächtnis, deshalb fällt mir das Lernen/die Arbeit auch so schwer, aber vieles interessiert mich auch nicht." oder: „Ich schiebe immer wieder Dinge auf, obwohl es eigentlich schnell erledigt wäre."

Diese Blüte kann dabei helfen, im Hier und Jetzt zu leben, die Konzentration zu steigern und die Erkenntnisschwäche zu beheben. Chestnut Bud fördert die geistige Reife, verbessert die Lernfähigkeit und hilft so, sein Leben besser führen zu können und den oben beschriebenen Problemen vorzubeugen.

9 Clematis

Hier fehlt den betroffenen Menschen der Gegenwartsbezug infolge ihrer Tagträumerei. Sie   verfügen über viel Phantasie und träumen sich durch Leben,
statt ihr Leben zu leben. Man könnte auch von einer Realitätsflucht sprechen,
gepaart mit vielen Illusionen. Zwar liegt auch hier wie bei Chestnut Bud eine
Unaufmerksamkeit vor, die von den Betroffenen aber eher bewusst kultiviert
wird. An ihrer Umgebung, an ihrer Gesundheit und der Realität haben sie wenig Interesse. Sie sind gerne allein, brauchen viel Schlaf und es können auch
Drogen im Spiel sein. Schwierigkeiten gehen sie aus dem Weg, sie wollen in
Ruhe gelassen werden und sagen z. B.:

„Ich höre oft gar nicht hin, was andere sagen, es interessiert mich nicht und
ich bin mit meinen Gedanken lieber woanders, in meiner Welt, da ist es schö-
ner." oder: „Ich bin oft geistesabwesend, deshalb passieren mir auch immer
wieder kleinere Unfälle (Stürze, Blaue Flecken, Abschürfungen etc.)."

In der Anamnese sollte auch berücksichtigt werden, dass sich die Realitätsflucht bis hin zu einer Todessehnsucht steigern kann.

Zu Dr. Bachs Zeiten gab es noch keine Internetspiele, aber er hätte Clematis
vermutlich auch den Menschen verordnet, die sich in virtuelle Welten flüchten.

Clematis ist hilfreich dabei, sich der Realität mit erhöhter Bewusstheit zuzuwenden, statt sich aus unerfreulichen Situationen in erfreuliche Tagträumerei zu flüchten. Dann besteht die Chance, dass die Betroffenen ihren Leben selbst in die Hand nehmen und daran arbeiten würden, aus den unerfreulichen Situationen erfreuliche zu kreieren.

16 Honeysuckle

Statt eines Gegenwartsbezugs ergibt die Diagnose hier einen sehnsüchtigen Vergangenheitsbezug. Die Betroffenen erfreuen sich nicht ihres jetzigen Lebens, sondern trauern dem nach, was sie einst hatten, denn 'früher war ja alles besser.' Sie blättern gerne in alten Fotoalben, lassen die schönen Erinnerungen immer wieder vor ihrem geistigen Auge ablaufen und schwelgen in Nostalgie. Diese Menschen findet man oft in Seniorenheimen. Sie können sich besser an die Vergangenheit erinnern, als an kurzfristige Ereignisse, da sie ihnen einfache nicht bedeutsam erscheinen.

Hinweise für Honeysuckle können z. B. solche Aussagen sein: „Ich spiele immer wieder Situationen von früher durch, was hätte ich nicht alles besser und anders machen können!" oder: „Früher war alles besser, einfacher, auch die Menschen waren ganz anders."

Es können aber auch Kinder mit Heimweh Honeysuckle benötigen, auch Daumenlutscher oder Menschen, die um einen Verlust eines ihnen nahestehenden Menschen trauern sowie Eltern, die den Auszug ihrer Kinder in eine eigene Wohnung nur schlecht überwinden. Im Grunde erfordern alle Situationen, die mit unbewältigter Trauer und Sehnsucht nach der Vergangenheit einhergehen, diese Blüte. Oft in Verbindung mit der Blüte 33 Walnut, die den Übertritt in eine neue Lebensphase erleichtern kann.

Das Verhalten eines Menschen, der Honeysuckle benötigt, ist die Folge von unbefriedigenden Lebensumständen, denn gerade diese Menschen sind besonders empfindsam und oft auch sehr romantisch veranlagt. So verwundert es auch nicht, dass die Flucht vor der Realität manchmal die Entwicklung einer Sucht fördert. Hier gilt es dann neben Honeysuckle eine Suchtberatung und/oder -therapie anzuraten.

21 Mustard

Wie bei Honeysuckle geht es auch bei Mustard um das Thema Traurigkeit, die allerdings ganz plötzlich oder schubweise verläuft und in der Regel keineSehnsucht nach vergangener Zeit beinhaltet. Einen Grund für ihre Melancholie können diese Menschen meist nicht benennen. Der 'Weltschmerz' überfällt sie einfach.

Sie fühlen sich in diesen Phasen freudlos, müde, antriebsarm, sind anfällig für Infektionen oder klagen über Kreislaufschwäche. Auch schlechte Laune, die plötzlich auftritt, kann vorkommen, und sie äußern sich oft so: „Oft bekomme ich plötzlich Unlust, schlechte Laune und Traurigkeit, ohne dass ich einen Grund dafür weiß." oder: „Manchmal packt mich einfach der Weltschmerz."

Dieser Seelenzustand tritt oft bei einer Depression auf, für die die Betroffenen jedoch keine Ursache finden. Es kommt ihnen dann so vor, als würde plötzlich jemand das Licht ausknipsen, so dunkel wird es ihnen. Liegt solch eine Verdachtsdiagnose vor, sollte auch eine Psychotherapie in Betracht gezogen werden sowie je nach Schwere die Verordnung eines Antidepressivums. Sich allein auf Mustard zu verlassen, ist bei der mit Depressionen einhergehenden Gefahr von Suizidgedanken nicht anzuraten.

Hinweise auf Mustard können Verhaltensweisen liefern, wie z. B. Müdigkeit, Antriebsarmut, Kreislaufschwäche, Zurückziehen von den Mitmenschen oder

Infektanfälligkeit sowie alle weiteren Begleitsymptome einer Depression. Neben Mustard sollte man sich auch überlegen, was einem wieder Freude ins Leben bringen kann. Auch Spaziergänge in der Natur, bei denen man bewusst all das Schöne um sich herum wahrnimmt, können die Lebensfreude wieder steigern.

23 Olive

Die Menschen, denen Olive fehlt, schildern die Symptome, die ein Burn-out Syndrom aufweist: eine übergroße Müdigkeit, die so bleiern sein kann, dass man sich einfach nicht mehr auf den Beinen halten kann, totale Erschöpfung, Leistungstief, Rückzug. Sie wollen nur noch schlafen. Sie sind mit ihrer Kraft physisch und psychisch am Ende, ausgelaugt, überfordert, ausgebrannt. Sie schleppen sich nur noch durchs Leben. Wie bei einem Burn-out muss hier ebenfalls an eine Depression mit allen möglichen Konsequenzen gedacht werden.

Dieser Zustand kann nach einer schweren Krankheit ebenso auftreten wie nach einer Überarbeitung oder Überforderung, die auch im privaten Bereich ihre Ursache haben kann, wie sie z. B. bei der Pflege von Angehörigen auftreten kann.

Das ungenügende Interesse an der Gegenwart resultiert bei diesem Zustand – von Seelenzustand kann man nicht allein sprechen – da die Erschöpfung auf physischer und psychischer Ebene vorhanden ist, also aus einer ungenügenden Kraft, um überhaupt noch Interesse an der Gegenwart aufbringen zu können.

Sätze wie diese können auf Olive deuten: „Ich fühle mich nur noch müde und ausgelaugt und habe zu nichts mehr Lust." oder: „Ich habe das Gefühl, körperlich und seelisch am Ende meiner Kräfte zu sein."

Neben der Einnahme von Olive sollte man sich zudem fragen, was er sich zugemutet hat, dass dieser Zustand totaler Erschöpfung entstehen konnte, um künftig achtsamer mit sich und seinen Kräften haushalten zu können. Auf Anspannung sollte immer auch Entspannung folgen. Das Erlernen von Entspannungsmethoden, wie z. B. Autogenes Training etc., kann dabei behilflich sein.

35 White Chestnut

Bei Menschen, denen diese Blüte helfen kann, kommt das ungenügende Interesse an der Gegenwart daher, dass sie in einem Gedankenkarussell gefangen sind bzw. häufig innere Dialoge führen. Die Gedanken kreisen immer wieder um ein Problem, aber der Mensch findet keine Lösung. Teilweise fühlen sie sich von ihren Gedanken regelrecht verfolgt, sie kommen nicht zur Ruhe und können sogar schlecht einschlafen, weil das Grübeln sie vom Schlaf abhält.

Das bringen sie z. B. so zum Ausdruck: „Ich komme nicht in den Schlaf, meine inneren Dialoge lassen mich nicht zur Ruhe kommen." oder: „Immer wieder kreisen meine Gedanken um dieses Problem, aber ich komme zu keinem Resultat."

So sind sie mit der Zeit müde, unkonzentriert, leiden unter Kopfschmerzen und/oder können launisch werden. Einen klaren Gedanken zu fassen fällt ihnen schwer, ebenso wie ein Problem wirklich zu Ende zu denken, um eine Lösung dafür zu finden. Das Kreisen der Gedanken kann auch Zwangscharakter annehmen.

Auch hier ist es wichtig, das Nicht-abschalten-können zu überwinden, wobei ebenfalls das Erlernen von Entspannungsmethoden hilfreich sein kann. Auch das Schreiben über ein Problem kann durch das Formulieren günstig sein, um endlich eine Lösung zu finden, denn dann hat man automatisch Ruhe vor dem Gedankenkarussell.

34 Wild Rose

Die letzte Blüte des Seelenzustandes des ungenügenden Interesses an der Gegenwart ist für Menschen gedacht, die sich aufgegeben haben. Sie nehmen ihr Schicksal klaglos an und verfallen in eine apathische Resignation. Sie sehen in nichts mehr einen Sinn, möchten aber nichts verändern in ihrem Leben, weil sie auch das als sinnlos erachten. Sie haben an nichts mehr Interesse, keinerlei Motivation mehr und tun mehr oder weniger nur noch das, was andere ihnen sagen.

Sie sind energielos, gleichgültig, teilnahmslos, lustlos und haben oft eine schlechte Körperhaltung in Verbindung mit Wirbelsäulenproblemen. Auch eine Anämie kann vorkommen. Sie nehmen ihre Situation als unabänderlich an, scheinen allerdings nicht unbedingt darunter zu leiden.

Sie formulieren ihre Situation z. B. so: „Ich füge mich klaglos in mein Schicksal, es muss wohl so sein." oder: „Eigentlich ist es mir egal, was mit mir passiert."

Die Betroffenen lassen den Dingen einfach nur noch ihren Lauf, benötigen viele Ruhepausen und behalten schädigende Lebensweisen bei. So kommt es zu einem eingeschränkten, ungesunden Lebensstil, aus dem herauszufinden Wild Rose helfen kann. Dass parallel geprüft werden sollte, ob organische Erkrankungen oder Mangelzustände vorliegen, versteht sich wohl von selbst.

2.4 Der vierte Seelenzustand **ist Einsamkeit**

Dr. Bach behandelte mit den folgenden drei Blüten:

14 Heather	Heidekraut	Publikumsbezogen
18 Impatiens	Springkraut	Reizbarkeit, Ungeduld
34.Water Violet	Sumpfwasserfeder	Unnahbarkeit

14 Heather

Heather ist für Menschen, die immer im Mittelpunkt stehen wollen und sich wortgewaltig anderen mitteilen. Sie können schlecht alleine sein, brauchen ihr Publikum, das möglichst auch noch Beifall spenden soll. Sie möchten stets anderen gefallen und ernst genommen werden. Im Grunde das Bild einer narzisstischen Störung.

Im Falle einer Krankheit beobachten sie ihre Symptome ganz genau und teilen diese auch ausführlichst mit. Wie z. B.: „Meist bin ich es, die bei Gesprächen redet, und wenn andere etwas sagen, kann ich schlecht zuhören, habe ja auch genug mit meinen eigenen Problemen zu tun." oder: „Ich muss mir meine Probleme von der Seele reden können."

Auf andere wirken sie egoistisch, weil sie sich nur mit den eigenen Problemen beschäftigen und schlecht zuhören können. Die Vielrederei geht den Menschen oft ziemlich auf die Nerven. So kommt es für die betroffenen Menschen leider zu dem Teufelskreislauf, dass sie Publikum wollen, es aber durch ihr Verhalten vergraulen, und damit wieder in die Einsamkeit kommen. Sie erreichen mit ihrem Verhalten also genau das, wovor sie sich am meisten fürchten.

Heather ist das Mittel der Wahl gegen Gefallsucht, denn es fördert den Aufbau eines gesunden Selbstwertgefühls. Das Gefühl von Minderwertigkeit, das als die Ursache dieses Verhaltens der Selbstdarstellung gilt, wird ebenfalls von dieser Blüte beeinflusst. Hat sich mit der Zeit ein stabiles Selbstbewusstsein entwickelt, brauchen die Betroffenen nicht mehr dauernd um Anerkennung zu betteln und ersparen sich damit die zuvor gemachten negativen Erfahrungen von Demütigungen und Ablehnung.

18 Impatiens

Hier entsteht die Einsamkeit durch die Ungeduld, Unruhe und das Hetzen der betroffenen Menschen. Sie sind nervös und scheinen ständig in Eile zu sein. Andere Menschen sind ihnen oft zu langsam, daher machen sie auch am liebsten alles selbst und können Aufgaben schlecht an andere delegieren. Auf ihre Mitmenschen wirken sie zappelig und fahrig. Sie stolpern manchmal über die eigenen Beine, haben Zuckungen oder Juckreiz.

Durch all das machen sie häufig Flüchtigkeitsfehler, treffen übereilte Entschlüsse und leiden unter Konzentrationsschwierigkeiten und Schlafstörungen. Auch Multitasking, zu viel Fernsehen oder Computerspiele können zu dieser Symptomatik führen. Manche Nahrungsbestandteile können bei Kindern nervöse Störungen verursachen, das gilt es neben einer Gabe von Impatiens selbstverständlich mit zu berücksichtigen.

Hinweise auf Impatiens können sich so anhören: „Wenn ich schon sehe, wie ich anderen im Gehen die Schuhe besohlen könnte, kriege ich die Krise." oder: „Meine Zeit muss gut ausgefüllt sein, manchmal auch mit mehreren Sachen parallel."

Die Getriebenheit der Betroffenen resultiert aus ihrem schnellen Lebensstil, Warten oder Verzögerungen sind ihnen ein Graus. Was den Betroffenen fehlt, ist die Fähigkeit, die ihnen innewohnenden Kräfte sinnvoll so abzustimmen, dass man bei aller Schnelligkeit dennoch konzentriert und gelassen bleibt. Impatiens vermittelt dazu ein höheres Maß an Geduld und Achtsamkeit. Auch bei dem Reizzustand eines Schocks ist diese Blüte indiziert, daher ist sie auch in den Rescue Tropfen enthalten.

34 Water Violet

Dies ist die Blüte für Menschen, die auf andere unnahbar bis arrogant wirken, da sie ein distanziertes Überlegenheitsgefühl ausstrahlen. Sie wollen in Ruhe gelassen werden, ihre Probleme allein lösen und brauchen ihren Raum zum Leben. Sie strahlen Sicherheit und Ruhe aus, können Streitigkeiten gut schlichten und treffen ihre Entscheidungen überlegt und besonnen.

Dennoch wünschen sie sich oft, nicht so sehr Einzelgänger zu sein und unbefangener und kontaktfreudiger auftreten zu können, um 'dazuzugehören', ohne sich 'verbiegen' zu müssen. Die Einsamkeit macht sie traurig, aber sie wissen auch um ihre Persönlichkeit. Auch eine Sozialphobie kann mit dieser Blüte behandelt werden.

Sie sagen oft etwas wie: „Ich löse meine Probleme lieber allein und dazu möchte ich auch in Ruhe gelassen werden." oder: „Ich hasse es, wenn sich andere in meine Angelegenheiten einmischen oder gar Besitzansprüche an mich stellen."

Die Betroffenen werden auch durch Water Violet sicherlich nicht zu 'Partylöwen', aber es kann gelingen, einen für sie angenehmeren Ausgleich zwischen Hin- und Abwendung bezogen auf ihre Umwelt zu erreichen, so dass sie in der Lage sind, sich so viel Kontakt zu ihren Mitmenschen aufzubauen, dass das Gefühl der Einsamkeit weichen kann, und sie dennoch genügend Zeiten für sich behalten. So stellt sich nach und nach ein Zustand inneren Gleichgewichts ein und die Lebensfreude wächst wieder.

2.5 Der fünfte Seelenzustand ist Überempfindlichkeit für Einflüsse

Er kann mit den folgenden vier Blüten gebessert werden:

1..Agrimony	Odermennig	Konfliktprobleme
4..Centaury	Tausendgüldenkraut	Willensschwäche
15.Holly	Stechpalme	Eifersucht
33.Walnut	Walnuss	Neue Lebensphase

1 Agrimony

Diese Menschen geben nach außen den Clown, aber in ihnen sieht es ganz anders aus. Sie täuschen ihren Mitmenschen Sorglosigkeit, Heiterkeit und Unbeschwertheit vor, was sie beliebt macht. Mit ihrem Humor überspielen sie die eigenen Sorgen und Probleme, gehen Konflikten lieber aus dem Weg, denn Harmonie ist ihnen sehr wichtig. Um diesen Zwiespalt aushalten zu können, tendieren sie zum Missbrauch von Alkohol oder Drogen, was sie vor ihren Mitmenschen allerdings unbedingt geheim halten wollen. Das führt dazu, dass sie Angst haben, entlarvt zu werden.

So sagen sie unter anderem: „Ich kann schlecht vor anderen das sagen, was mich wirklich bewegt." oder: „Ich bin beliebt, weil ich immer lustig und fröhlich erscheine."

All das führt häufig zu Schlafstörungen, Ruhelosigkeit, Krämpfen, Verspannungen. Sie können schlecht über ihre Sorgen reden und lassen niemanden hinter ihre Fassade schauen.

Dieser Weg des 'Keep-smiling' und der Verdrängung von Konflikten kann nur zu einer Maskerade voller Unwahrheiten führen. Agrimony unterstützt die Ehrlichkeit der Betroffenen sich selbst und später auch anderen gegenüber, da es entspannter und konfliktfähiger macht.

Diese Blüte ist übrigens auch zu Beginn einer Psychotherapie gut geeignet, um es den Klienten zu erleichtern, über sich und seine Probleme zu sprechen und sich einem Therapeuten vertrauensvoll zu öffnen.

4 Centaury

Bei dieser Blüte entsteht die Überempfindlichkeit für Einflüsse durch die Gutmütigkeit, Willensschwäche und mangelnder Selbstbehauptung. Man fühlt sich schwach und anderen unterlegen, kann nicht 'nein' sagen, sondern steckt lieber zurück, selbst wenn man merkt, dass man ausgenutzt wird. Die eigenen Bedürfnisse werden zurückgestellt. Die Betroffenen ordnen sich leicht unter. Sie tun vor allem aus dem Wunsch nach Anerkennung viel für andere.

Sie tun gerne etwas für andere, erhoffen sich aber dafür Anerkennung. Mit Dank und Lob macht man sie glücklicher als mit Geld. Die Angst vor Ablehnung ist sehr ausgeprägt, so dass diese Menschen ihre wahre Meinung lieber nicht aussprechen. Selbst, wenn sie merken, dass man ihnen zu viel aufbürdet, können sie nicht sagen, dass sie das nicht schaffen.

Und so bringen sie es auch zum Ausdruck: „Ich kann einfach nicht Nein sagen, wenn mich jemand um etwas bittet." oder: „Klar werde ich manchmal ausgenutzt, aber die anderen sind ja auch willensstärker als ich, und ich möchte nicht von ihnen abgelehnt werden."

Die Grundhaltung der Betroffenen ist sensibel, einfühlsam und harmoniebedürftig. Sicherlich alles gute Eigenschaften, aber eben nicht im Übermaß. Denn das fast schon zwanghafte Helfen macht den Menschen nicht glücklich, wie es normalerweise empfunden wird, sondern führt zu einer Missachtung der eigenen Bedürfnisse. So versagen sie sich selbst die Freude am Leben. Centaury führt dieses Missverhältnis wieder in gesündere Bahnen, und man erkennt, dass man neben dem Dasein für andere durchaus auch das Recht auf ein eigenes glückliches Leben hat.

15 Holly

Die Blüte für Menschen, die eifersüchtig, neidisch und misstrauisch sind. Sie suchen nach Dingen, die ihre negative Haltung bestätigen. Oft haben sie grundlos schlechte Laune, werden schnell zornig und aggressiv. Das Gefühl der Schadenfreude dient ihnen als Kompensation für den Wunsch für Vergeltung. Es fällt ihnen schwer, sich selbst so anzunehmen, wie sie sind und suchen die Schuldigen in anderen Menschen.

Von ihnen fallen Sätze wie: „Manchmal bin ich so schlecht gelaunt und könnte alles kaputtschlagen." oder „Wenn ich wieder neidisch und gehässig werde, fühle ich mich schon unwohl in meiner Haut, aus der ich aber nun mal nicht raus kann."

Diese von Rachegefühlen geplagten Menschen benötigen im Grunde viel Liebe und Verständnis sowie positive Bestärkung ihrer Mitmenschen, aber genau das bringt man einem Menschen voller Neid und Hass nur selten entgegen. Auf der physischen Ebene kommen häufig schwere Entzündungen oder starke allergische Reaktionen vor. Manchmal schlagen sie Tiere oder vernichten Blumen, weil sie nicht wissen, wohin mit ihrer Rage. Sie haben das Gefühl, sich immer verteidigen zu müssen.

Holly fördert eine bessere Kontrolle der Aggressionen, mehr Sanftmut und positive Emotionen. Es beruhigt das cholerische Temperament der Betroffenen und führt zu mehr Gelassenheit und Toleranz.

33 Walnut

Die Blüte für einen Neuanfang. Sei es beim Zahnen, im Klimakterium, bei Krisen, neuen Lebenssituationen oder sonstigen Situationen der Umorientierung, kann Walnut die oft mit Neuerungen einhergehende Unsicherheit auffangen und den Neustart erleichtern. Auch zu Therapiebeginn leistet diese Blüte gute Dienste, wie bereits erwähnt: häufig in Kombination mit Agrimony.

In Situationen eines Neubeginns ist man den Einflüssen anderer manchmal besonders ausgesetzt, viele Mitmenschen meinen es gut und geben auch ungefragt Ratschläge. Das verunsichert zusätzlich, so dass der Betroffene gar nicht mehr weiß, was für ihn richtig ist. Walnut gibt die Kraft und Stärke, wieder das Ruder für das eigene Lebensschiff zu übernehmen und den anstehenden Neuanfang leichter zu meistern.

Menschen, denen Walnut eine gute Hilfe sein könnte, sagen: „Ich brauche die Kraft, mich gegen andere abzugrenzen, damit sie mich nicht so verunsichern können." oder: „Im Moment steht ein neuer Lebensabschnitt bevor (Umzug, Scheidung, neue berufliche Position etc.), womit ich aber schwertue."

Die Betroffenen verfügen über eine vergleichbar hohe Offenheit und Beeindruckbarkeit, was zu mit Walnut zu einer aufgeschlossenen Persönlichkeit führen kann. Andernfalls kann die damit einhergehende Gutgläubigkeit sie schnell auf Irrwege führen. Mit Walnut steigt die eigene Stabilität, auch in gesundheitlicher Hinsicht, und man spürt mit der Zeit ein 'dickeres Fell' gegenüber den Beeinflussungsversuchen seiner Mitmenschen. Es ist eine schöne Blüte zur Vervollständigung einer sich selbst gegenüber treuen Persönlichkeit.

2.6 Der sechste Seelenzustand ist Mutlosigkeit – Verzweiflung

Er kann mit diesen Blüten gebessert werden:

10.Crab Apple	Holzapfel	Ekel
11.Elm	Ulme	Überforderungsgefühl
19.Larch	Lärche	Minderwertigkeitsgefühl
22.Oak	Eiche	Verbissenheit
24.Pine	Kiefer	Schuldgefühle
29.Star of Bethlehem	Goldiger Milchstern	Nachwirkung eines Schocks
30.Sweet Chestnut	Edelkastanie	Schmerzüberwältigt
38.Willow	Weide	Verbitterung

10 Crab Apple

Beschrieben wird diese Blüte als passend für Putzteufel bzw. kleinliche Reinlichkeitsfanatiker. Passender scheint mir die Bezeichnung als Reinigungsblüte in vielerlei Hinsicht, sei es bei dem Gefühl äußerlicher Verunreinigung oder Infizierung oder auch bei dem Gefühl innerer Verunreinigung durch schmutzige Gedanken. Meist haben die Betroffenen ein übergroßes Bedürfnis nach

Ordnung und Sauberkeit sowie eine große Angst davor, sich mit etwas zu infizieren oder an einer Krankheit anzustecken.

Das kann sich z. B. so anhören: „Ich fühle mich oft so verschmutzt, dass ich mehrmals täglich duschen muss." oder: „Ich ekel mich schnell und bekomme dann Ausschlag."

Crab Apple sollte in keiner Bach-Blüten-Mischung fehlen, in der es um die Themen Hautausschläge, Allergien, Reinigung, Ekel, Waschzwang oder auch chronische Krankheitsherde geht. Auch bei Perfektionismus ist Crab Apple eine indizierte Blüte. Und auch bei Borderline kann diese Blüte mit eingemischt werden.

Die Grundstimmung der Betroffenen ist von einem Hang zur Ordnung und Sauberkeit geprägt. Sie sind in ihrer Lebensführung oft unselbständig und lassen sich schnell von anderen beeinflussen. Daher leben sie oft nach den Normen anderer Menschen, statt sich nach den eigenen Bedürfnissen zu entwickeln. Das eigentliche Thema dieser Blüte ist ein Defizit in der Selbstverwirklichung, die durch Ordnung und Sauberkeit versucht wird zu kompensieren. Manchmal hat man den Eindruck, sie versuchen, die innere Unordnung durch perfekte äußere Ordnung zu heilen. Mit Hilfe dieser Blüte haben die Betroffenen die Chance, eine vollständige, eigene Persönlichkeit zu entwickeln.

11 Elm

Die Blüte soll den Menschen helfen, die aufgrund eines vorübergehenden Überforderungsgefühls mutlos geworden sind. Sei es, dass man eine Zeitlang zu viel geleistet hat oder einen zu hohen Ehrgeiz an den Tag legte und sich überfordert hat, oder die Überforderung einer jungen Mutter mit ihrem Säugling bis hin zur sogenannten Wochenbettdepression.

Derartige Situationen können in Verunsicherung, Mutlosigkeit oder Verzweiflung münden, weil man plötzlich den Eindruck hat, dem Alltag nicht mehr gewachsen zu sein. Was früher mit Leichtigkeit und Freude erledigt wurde, erscheint plötzlich als unüberwindbarer Berg und man entwickelt Zweifel, Versagensängste und Gereiztheit. Es kann zu plötzlichen Erkrankungen kommen, wie z. B. Erkältungen ('man hat einfach die Nase voll'), Konzentrations- oder Schlafstörungen. Die Angst, künftig nicht mehr die Kraft wie bisher zu haben, der Verantwortung, die man übernommen hat, gewachsen zu sein und selbstkritische Fragen hinsichtlich der eigenen Fähigkeiten und Leistungsgrenzen, sind oft neue Gedanken, die den Betroffenen bisher beim Aufstieg der Karriereleiter nie in den Sinn gekommen sind.

Sie formulieren ihre Situation z. B. so: „Mein Job, den ich bisher immer gerne gemacht habe, wächst mir plötzlich über den Kopf, ich schaffe das irgendwie nicht mehr.“ oder: „Im Moment kommen mir ständig Zweifel an meinen Fähigkeiten, und ich fühle mich so kraftlos und schwach.“

Mit Elm kann diese vorübergehende Angst der Überforderung zum Glück wieder in den Griff bekommen werden und man weiß wieder, dass man den Alltag bewältigen und durchhalten kann. Wer darüber hinaus noch aus solch einer Krisensituation etwas mitgenommen hat, wird künftig vielleicht auch bewusster sein Leben führen, neben Anspannung auch für Entspannung sorgen, um so künftig von solchen kritischen Momenten verschont zu bleiben.

Lernen sie zudem auf die Hinweise künftiger Überforderungen zu achten (wie z. B. Konzentrations- und Schlafstörungen, Gereiztheit, Selbstzweifel etc.) und entspannen sich regelmäßig, können die Betroffenen sich dem oft 'hausgemachten' Stress bereits im Vorfeld entziehen und künftigen Erschöpfungskrisen vorbeugen.

Differentialdiagnose: Bei Elm handelt es sich um einen plötzlichen und akuten Zustand mit Versagensängsten. Im Gegensatz zu Oak, bei dem es sich um einen dauernden Erschöpfungszustand handelt und die Betroffenen dennoch verbissen weitermachen.

19 Larch

Ausgesprochen wie das englische Wort 'large', vermutet man vielleicht zunächst einen 'großen' Menschen hinter dieser Blüte, doch das genau Gegenteil ist der Fall: Es ist die Blüte für Menschen, die sich 'klein' im Sinne von minderwertig fühlen. Die Betroffenen leiden an mangelndem Selbstvertrauen und werden in heutiger Zeit bevorzugt zu Mobbing-Opfern – ein Phänomen, dass man in dieser Ausprägung zu Lebzeiten von Dr. Bach vermutlich noch nicht kannte.

Diese Menschen sind scheu, schüchtern und erröten leicht. Sie haben Angst davor, dass man ihre vermeintliche Schwäche durchschaut und noch mehr als schon gewohnt auf ihnen 'herumhackt'. So gewöhnen sie sich zum Selbstschutz manchmal ein eher aggressives Auftreten an, wie Hunde, die alle anderen anbellen, nach dem Motto: Angriff ist die beste Verteidigung! Daher ist es oft schwer zu erkennen, dass sich hinter dieser Fassade ein 'Mauerblümchen' oder 'graues Mäuschen' verbirgt.

Hinweise können sein: „Ich habe ständig Angst mich zu blamieren oder etwas falsch zu machen, darum halte ich mich lieber zurück." oder: „Ich fühle mich in Gesellschaft anderer meist minderwertig und unterlegen."

Diese Menschen haben oft Probleme mit Wirbelsäule oder Osteoporose. Sie fallen durch häufiges Weinen auf und versuchen vieles gar nicht erst, aus Angst sich zu blamieren oder etwas falsch zu machen. Ihr Lebensprogramm ist auf Misserfolg vorprogrammiert, was sie mit der Zeit inaktiv werden lässt. Damit vergeuden sie ihre Chancen und verpassen viele schöne Seiten des Lebens.

Betroffene sollten neben Larch auch unbedingt auf eine aufrechte Körperhaltung achten. Wer sich minderwertig fühlt, läuft auch 'gebeugt' durchs Leben. Da Körper und psychische Verfassung in einer Wechselwirkung miteinander stehen, hilft schon ein bewusster aufrechter Gang, die psychische Situation positiv zu beeinflussen. Larch fördert das Selbstvertrauen und kann außergewöhnliche Begabungen zum Vorschein bringen, zu denen man bisher keinen Zugang hatte.

22 Oak

Im Gegensatz zu dem vorübergehenden Überforderungsgefühl der Blüte Elm, sind hier Menschen betroffen, die ihre Erschöpfung ignorieren und verbissen weiterkämpfen und sich so oftmals leider systematisch auf dem Weg zu einem Burn-out befinden. Ohne Rücksicht auf Beschwerden kämpfen sie weiter bis zum Umfallen. Sollte eine Erkrankung sie mal 'flachlegen', tun sie alles, um schnellstens wieder fit zu werden. Sie führen alles Begonnene zu Ende, gelten als sehr pflichtbewusst und zuverlässig und geben nie auf – leider auch nicht, wenn sie auf einem 'Holzweg' sind.

Sie äußern sich z. B. so: „Auch, wenn ich fix und alle bin, erledige ich meine Aufgaben zuverlässig bis zum Ende." oder: „Ich beklage mich nicht so schnell, wenn ich mal nicht mehr kann, und dank meiner Hartnäckigkeit schaffe ich auch alles."

Das kann zu vielerlei Beschwerdebildern führen, von Hypertonie, Verspannungen, Blutfetterhöhungen über rheumatische Beschwerden bis hin zu nächtlichem Zähneknirschen. Verbissen also im wahrsten Sinne des Wortes. Sie tun zwar alles, um schnell wieder arbeitsfähig zu sein, lernen aber leider meist nicht aus ihrem sturen, verzweifeltem Weiterkämpfen.

Die Betroffenen verfügen über viele gesellschaftlich anerkannte Eigenschaften, wie hohe Leistungskraft und Durchsetzungsfähigkeit, aber sie haben das Gefühl für ihre eigenen Grenzen aus den Augen verloren. So geraten sie einen Zustand von Dauerstress und Unnachgiebigkeit bis hin zu im wahrsten Sinne des Wortes Halsstarrigkeit.

Wichtig ist neben der Einnahme von Oak, sich vor Augen zu führen, dass ein Leben in Gleichgewicht von An- und Entspannung geprägt ist, dass neben Ernst auch Lustigkeit, neben Pflichtbewusstsein auch Humor Teil eines ausgefüllten Lebens sind. Auch das Erlernen von Meditation ist parallel zur Blüteneinnahme sehr empfehlenswert, um in eine Gesamtpersönlichkeit zu finden, die wieder Freude am Leben empfindet.

24 Pine

Menschen, denen diese Blüten hilfreich sein kann, verzweifeln eigentlich an sich selbst. Sie leiden unter permanenten Schuldgefühlen und fühlen sich sogar schuldig, wenn andere Menschen Fehler gemacht haben. Sogar in dem Fall, dass sie anderen lediglich Unannehmlichkeiten bereiten, werden sie von Gewissensbissen geplagt. Sie haben das Gefühl, ganz gleich, was sie tun, es ist nie genug. Man könnte ja immer noch etwas besser sein! So entschuldigen sie sich ständig, so dass man beinahe den Eindruck bekommt, sie würden sogar sagen: „Entschuldigen Sie bitte, dass ich geboren bin."

Sie sprechen oft von Schuldkomplexen und schlechtem Gewissen, wie z. B.: „Eigentlich habe ich alles was ich habe gar nicht verdient." oder: „Wenn ich anderen Schwierigkeiten bereite, fühle ich mich schlecht."

Sie versuchen, es allen recht zu machen, allen zu gefallen und haben Angst vor Ablehnung und Bestrafung. So entwickeln sie einen hohen Grad an Perfektionismus, Pingeligkeit, Zwangsverhalten. Ihre Körperhaltung wirkt eher unterwürfig, demütig und entspricht dem Autoritätsdenken dieser Menschen. Oft kauen sie auch im Erwachsenenalter noch an den Nägeln und entwickeln Autoimmunerkrankungen.

Ihre Selbstablehnung bis -verleugnung verführt ihre Mitmenschen manchmal dazu, sie zu bevormunden oder auszunutzen. Wenn die Betroffenen mit Pine lernen, sich selbst anzunehmen und zu schätzen, haben sie die Chance, ein gesundes Selbstwertgefühl zu entwickeln.

29 Star of Bethlehem

Stern von Bethlehem – was für ein wundervoller Name für diese wirklich tolle Blüte! Sie kann all denen eine große Hilfe sein, die noch etwas Unverarbeitetes in sich tragen. Das kann ein Kindheitstrauma sein, das vielleicht sogar erst im Erwachsenenalter aufbricht. Ebenso kann es ein aktuelles erschütterndes Erlebnis sein. Schocks jeglicher Art, Verlust eines geliebten Menschen, die Kündigung des Arbeitsverhältnisses, Schläge, Misshandlungen, Unfälle, eine beängstigende Diagnose, Albträume – kurz: alle Arten von seelischen Erschütterungen, Blockaden oder Traumata kommen zur Behandlung mit dieser Blüte in Frage.

Erfahrungsgemäß gehört diese Blüte in nahezu jede Erstbehandlung mit den Bach-Blüten, da kaum ein Mensch frei von irgendeiner Art von erschütternden Erlebnissen durch sein Leben gehen kann. Manche schaffen es, diese Dinge ohne Unterstützung zu verarbeiten, aber für all diejenigen, die immer wieder von vergangenen oder aktuellen schlimmen Erlebnissen geplagt werden, ist diese Blüte die erste Wahl.

Die betroffenen Menschen äußern sich z. B. so: „Ich bin schon so oft enttäuscht worden und immer, wenn ich dachte, ich sei damit fertig, taucht es wieder auf." oder: „Ich bin so traurig, weil andere es immer wieder schaffen, in die nicht heilende Wunde zu stoßen." oder: „Die Trennung von meinem/r

Partner/in habe ich bis heute nicht verdaut, es immer noch weh, wenn ich daran denke."

Manchmal kommt es zu einem drastischen Knick im Lebensverlauf durch das erschütternde Erlebnis. Sie finden dann von allein keinen Trost und tragen die Traurigkeit, die Verletzungen oder die daraus entstandenen Verhaltensstörungen mit sich herum. Dann kann diese Blüte die leidende Seele wie heilender Balsam umschließen, um sie von dem Schock zu befreien.

30 Sweet Chestnut

Dies ist die Blüte der absoluten, ausweglosen Verzweiflung. Für Menschen, die keinen Ausweg mehr sehen und manchmal sogar suizidgefährdet sein können. Sie fühlen sich ohnmächtig, nachdem sie alles gegeben, alles versucht haben und nun erkennen, dass ihr bisheriges Vorgehen sinnlos war. Solch ein Seelenzustand kann unter anderem durch Schicksalsschläge hervorgerufen werden, wenn man das Gefühl hat, dass einem der Boden unter den Füßen weggezogen wird. Dazu kommt häufig ein Gefühl der Einsamkeit, des Verlassenseins und kurz vor einem Zusammenbruch zu stehen.

Auch schwere Depressionen, schockierende Traumata oder andere absolut erschütternde Erfahrungen können diesen Seelenzustand auslösen. Die betroffenen Menschen haben oft nicht einmal mehr Tränen, es scheint keine Steigerung des Leidens mehr zu geben und sie sagen z. B.: „Ich weiß nicht mehr weiter, ich bin am Ende."

Diese Situationen trifft man in der Praxis nicht alltäglich an, aber wenn es der Fall sein sollte, kann diese Blüte insbesondere auch zusammen mit dem oben beschriebenen Star of Bethlehem eine erste Hilfe sein. Besonders wichtig ist es, den Menschen in dieser verzweifelten Lage aufzufangen und eventuell weitere erforderliche Behandlungsschritte einzuleiten.

Die Grundhaltung der Betroffenen besteht in der falschen Annahme, stets alles unter Kontrolle haben zu müssen. Dabei vergessen sie, dass wir nur Menschen sind, die eben nicht alles selbst steuern können. Manchen hilft auch die Zuwendung zu einem Glauben oder eine nicht religiös ausgestattete Meditation, um wieder zu erkennen, dass wir nun ein Mikrokosmos in einem Makrokosmos sind.

38 Willow

Diese Blüte ist für die Menschen, deren Mutlosigkeit oder Verzweiflung aus Verbitterung entstanden sind, weil sie sich nicht selbst für Ihr Leben verantwortlich fühlen, sondern an allem 'die anderen' schuld sind. So hegen sie einen tiefen Groll in sich, schmollen oder hassen sogar. Sie haben meist einige negative Erfahrungen in ihrem Leben hinter sich und fühlen sich ungerecht behandelt. So hadern sie mit sich und der Welt, sind manchmal rachsüchtig und wirken auf ihre Mitmenschen hart.

Eine Einsicht, dass auch sie selbst Anteil an ihren Erfahrungen haben könnten, sucht man meist vergebens. Aufgrund der vorangegangenen negativen Erfahrungen erwarten sie irgendwann auch nur noch weitere negative Erfahrungen, die sie dann nach dem Gesetz der 'sich selbst erfüllenden Prophezeiung' auch machen, und so entsteht ein Teufelskreis aus Erfahrungen und Erwartungen, der die Betroffenen in ihrer Verbitterung bestärkt.

Sie klagen oft über rheumatische Erkrankungen oder Lebererkrankungen, haben teils harte Gesichtszüge und wirken starr. Willow kann ihnen die Kraft geben, aus diesem Teufelskreis zu entkommen und die Verantwortung für ihr Leben und positive Erfahrungen zu übernehmen. So werden sie nach und nach ihres eigenen Glückes Schmied.

Auch für Kinder, die 'gelernt' haben, ihren Willen mittels Schmollen durchsetzen zu können, ist Willow die Blüte der Wahl.

Die Einsicht, dass zu einem Lebensverlauf sowohl positive als auch negative Erfahrungen dazu gehören, und dass gerade die negativen Erfahrungen oft wichtige Lernprozesse initiieren, ist für die Betroffenen zudem unumgänglich. Unser Dasein beinhaltet einen Reifeprozess, dem kein Mensch entkommen kann.

2.7 Der siebte Seelenzustand ist Übertriebene Sorge um andere

Dieser kann mit diesen Blüten positiv beeinflusst werden:

3..Beech	Buche	Kritiksucht
8..Chicory	Wegwarte	Herrschsucht
27.Rock Water	Quellwasser	Prinzipienreiter
31.Vervain	Eisenkraut	Stress
32.Vine	Weinrebe	Fanatismus

Nur zum Verständnis: es geht dabei nicht um ein natürliches Mitgefühl für seine Mitmenschen, um die man selbstverständlich in manchen Lebenssituationen auch mal Sorgen macht, sondern um die von Sorge oder Pseudo-Mitgefühl, die die Betroffenen und/oder ihre Mitmenschen leiden lässt. Im Übrigen ist der Begriff 'Übertriebene Sorge um andere' leicht missverständlich, denn es handelt sich bei genauerem Hinsehen nur um eine vorgeschobene Sorge um andere. Stattdessen stehen oft Sorge der Betroffenen um sich selbst oder Selbstschutz im Vordergrund.

3 Beech

Diese Blüte scheint auf den ersten Blick etwas widersprüchlich zum Seelenzustand zu sein, denn Menschen, denen Beech helfen kann, machen sich keineswegs Sorgen um andere, eher im Gegenteil sind sie anderen Menschen gegenüber sehr kritisch und intolerant, kompensieren das jedoch durch eine übertriebene zur Schau gestellte Toleranz oder Großzügigkeit. Sie haben eine ausgeprägte Verständnislosigkeit für die Andersartigkeit ihrer Mitmenschen und beurteilen oder verurteilen sie ausschließlich nach ihren eigenen Maßstäben.

Sie denken nicht lange über ihre Urteile nach, schon gar nicht über die Hintergründe, dass andere Menschen eine andere Herkunft, Historie oder Ausbildung hatten, sondern kritisieren munter drauf los. Dabei scheinen sie fast noch stolz auf ihre Vorgehensweise zu sein, indem sie z. B. sagen: „Ich bin eben ein kritischer Mensch, der nicht alles hinnimmt und seine eigene Meinung hat und das auch zum Ausdruck bringt."

So wirken sie auf ihre Mitmenschen oft arrogant, kaltschnäuzig und unangenehm, womit sie sich selbstverständlich nicht beliebt machen. Und an diesem Punkt setzt dann die Kompensation durch Beschönigungen oder künstliche Verständnisbereitschaft ein, mit der sie sich versuchen, wieder beliebt zu machen.

Die Betroffenen können Allergien entwickeln und ihre Neigung zur Beschönigung ihrer Abneigungen kann unter anderem zu übermäßiger Großzügigkeit führen. Es gilt für die Betroffenen zu erkennen, dass Abneigungen durchaus in jedem Leben vorkommen – man eben nicht alle liebhaben -, aber man sich nicht von ihnen steuern lassen muss, sondern das sich mit einem inneren Gleichgewicht eine emotionale Intoleranz mit geistiger Toleranz verbinden lassen. Leben und leben lassen sollte ihr neues Motto werden, so machen sie es sich und ihren Mitmenschen einfacher und werden selbst zufriedener mit ihrem Leben.

8 Chicory

Hier handelt es sich um Menschen, die sich durchaus Sorgen um andere machen, und zwar übertrieben insofern, dass sie sich auch ungefragt gerne mal einmischen und für andere hilfreich da sind, aber: leider unter dem Motto, dass sie sich dadurch Besitzansprüche auf den Menschen und deren Dankbarkeit erwerben wollen. Es handelt sich also um die bezweckte Sorge um andere oder anders formuliert, ein Dankbarkeit erwartendes Besitzergreifen.

Sie versuchen über ihre angebliche Sorge und Hilfsangebote eine Abhängigkeit zu ihren Mitmenschen aufzubauen, um sie an sich zu binden. Natürlich immer nur alles gut gemeint für die anderen, drängen sie ihre Ratschläge nahezu auf, ohne zu bedenken, dass Ratschläge auch Schläge sein können. Weist man ihren Rat zurück, können sie sehr beleidigt reagieren und nachtragend sein. Dabei erkennen sie ihre fordernde Überfürsorglichkeit und bezweckte Selbstaufopferung jedoch selbst nicht, aus ihrer Sicht meinen sie es tatsächlich nur gut mit den anderen.

Manchmal sind es Mütter, die ihre Kinder unbedingt an sich binden wollen, manchmal auch Partner/innen, die auf diese Art eifersüchtig über den/die andere/n wachen. Das kann zu sehr belastenden Beziehungen führen, aus denen der/die 'Betüddelte' irgendwann plötzlich ausbricht, da er/sie die unersättlichen Forderungen nach Zuneigung und Anerkennung nicht mehr erfüllen kann oder möchte, denn das Verhalten von Menschen, die Chicory nehmen sollten, kann in echten Gefühlsterror ausarten.

Menschen, denen Chicory helfen kann, sagen z. B.: „Nach allem was ich für Dich getan habe, kann ich doch wohl etwas Dankbarkeit erwarten!" oder „Oft nimmt man es mir übel, dass ich mich eingemischt habe, obwohl es nur zu deren Besten war, und etwas kritisiere, dass man wirklich besser hätte machen können."

Auf den ersten Blick hat man Eindruck, dass die Betroffenen tatsächlich jemanden sehr lieben, durchschaut man das Verhalten allerdings, wird einem klar, dass die Betroffenen in Wirklichkeit selbstsüchtig sind, da sie ihre Mitmenschen von sich abhängig machen wollen und deren Gefühle missbrauchen. Die Betroffenen müssen erkennen, dass Liebe kein Geschäft ist und Gegenliebe schon gar nicht erzwungen werden kann.

27 Rock Water

Bei Rock Water entsteht eine Art von Sorge um andere, die auf Prinzipienreiterei, ausgeprägter Disziplin, Strenge bis hin zu Fanatismus beruht. Die Blüte ist für Menschen, die vieles aus Prinzip so und nicht anders tun, auch wenn sie sich dadurch selbst so manche Freude im Leben verkneifen. Sie wollen ein Vorbild für andere sein und kasteien sich damit selbst.

Sie sind stolz auf ihre Selbstdisziplin, halten z. B. Diäten absolut exakt ein, organisieren ihren Tag straff durch und Ziele, die sie sich gesteckt haben, versuchen sie mit allen Mitteln zu erreichen, gleichgültig, welche Opfer sie dafür bringen müssen.

Sie sagen z. B.: „Ich versage mir vieles, weil ich höhere Ziele habe." oder: „Da andere so undiszipliniert sind, muss ihnen ja wenigstens einer ein Vorbild sein!"

Sie selbst finden sich gut, so wie sie sind, daher trifft man sie selten in einer Praxis, wenn, dann eher die Angehörigen. Denn so diszipliniert und hart wie die Betroffenen auftreten, sind es eher die Angehörigen, die darunter leiden, da von ihnen erwartet wird, diesem so guten Beispiel doch gefälligst zu folgen. Schließlich versagen sich die Betroffenen vieles, um höhere Ziele zu erreichen, und können nicht verstehen, dass ihre Mitmenschen andere Vorstellungen von ihrem Leben haben.

Dennoch leiden die Betroffenen, denn sie wollen ja auch für die anderen nur deren Bestes und stoßen auf Widerstand bis Abneigung. Zudem plagen sie oft Verspannungen aller Art, Verkalkungen der Gefäße oder Zwangsverhalten. Der Weg aus diesem 'Leidensweg' besteht darin zu erkennen, das wirkliche Vorbilder zufrieden sind, andere nicht missionieren möchten und das Verleugnen von Lebensfreude nicht praktizieren.

31 Vervain

Die Blüte für Menschen mit der Tendenz zum Übereifer, zum Missionieren und Überrollen ihrer Mitmenschen. Haben sie sich erst einmal für eine Sache begeistert, gibt es für sie kein Halten mehr. Sie treten fanatisch für diese Sache ein, beachten dabei weder ihre eigenen Grenzen, noch verschonen sie ihre Mitmenschen. Sobald sie von etwas überzeugt sind, müssen sie ihre Umgebung gleichfalls davon überzeugen. In ihrem Eifer werden sie aufdringlich, dominant, intolerant und neigen zu Vorurteilen. Es ist wie ein gesteigerter Zustand von Rock Water.

Das erzeugt selbstverständlich eine Menge Stress und da sie sich dabei nicht schonen, sondern in dieser – man möchte fast sagen 'manischen' Phase – auf Hochtouren laufen, bleibt auch der Körper nicht ohne Auswirkungen. Diese können z. B. Verspannungen, Schlaflosigkeit, Hypertonie und hektische Verhaltensweisen umfassen.

Es handelt sich im Grunde um gut meinende Weltverbesserer, die aber in ihrem Übereifer oft eher das Gegenteil dessen erreichen, was sie sich als Ziel gesetzt haben. Auch dies ist eine Form übertriebener Sorge um andere, denn ohne ihr missionarisches Vorgehen, würden die anderen ja etwas Wichtiges versäumen, so denken sie.

Das formulieren sie z. B. so: „Wenn ich von einer Sache überzeugt bin, kann ich nicht anders, als meiner Umwelt klarzumachen, wie wichtig das auch für sie ist." oder: „Wenn mich mal das Interesse an einer Sache gepackt hat, bin ich mit einem riesigen Eifer dabei und überschlage mich fast dafür."

Vervain kann diesen Übereifer wieder in einen gesunden Ehrgeiz zurückführen, was letztendlich der Gesundheit der Betroffenen zugutekommt. Es unterstützt die Betroffenen, den eigenen Weg begeistert zu gehen und andere Menschen zu respektieren, indem man sie deren eigenen Weg gehen lässt. So kann man seine Einsatzfreude auch für sich selbst wieder angemessen und effektiv leben.

32 Vine

Diese Blüte ist für diejenigen, die rücksichtslos ihre Interessen durchsetzen, nach Macht streben und erwarten, dass ihre Mitmenschen sich ihnen unterordnen. Die Sorge um andere steht dabei jedoch im Hintergrund, außer insofern, dass diese Menschen so von sich überzeugt sind, dass sie es für das Beste halten, den anderen zu sagen, 'wo es langgeht.

Sie neigen zu oberlehrerhaftem, intolerantem, pedantischen und sturem Verhalten, mit Rechthaberei, eventuell cholerischen Wutausbrüchen und erinnern insgesamt an einen Haustyrannen. Sich selbst in Frage zu stellen oder mal die Meinung ihrer Mitmenschen auch nur anzuhören, kommt ihnen meist nicht in den Sinn. Sie haben Recht und basta!

Das drücken sie z. B. so aus: „Die Meinung anderer hat mich noch nie interessiert, ich gehe meinen eigenen Weg, auch, wenn ich Gefahr laufe, hart und arrogant zu wirken." oder: „Es macht mir nichts aus, dass ich als unnachgiebig oder skrupellos tituliert werde."

Ob das wirklich so ist? Es macht jedenfalls sicherlich einsam, unbeliebt und sollte in gesündere Bahnen gelenkt werden, denn die physischen Folgen können unter anderem Hypertonie, Gelenkdegenerationen oder Leberstörungen sein.

Mit Vine werden die Betroffenen toleranter und können ihre fanatische Sturheit aufgeben, gewinnen mehr Lebensfreude und entkommen ihrer sozialen Isolation. Die Grundhaltung dieser Menschen ist durchaus begrüßenswert, da es sich um selbstsichere Menschen handelt, die ihre Probleme lösen. Das Problem ist jedoch die Verselbständigung ihrer Eigenschaft zum Führen anderer Mitmenschen und das Ausmaß, mit der sie dies betreiben.

Herstellung der Blütenessenzen

Die Herstellung der Blütenessenzen erfolgt durch die sogenannte Sonnenme-
thode oder durch Kochen. Die Essenz von Rock Water wird ähnlich der Son-
nenmethode hergestellt. Da man die Essenzen fertig in Stock Bottles bezieht,
wird an dieser Stelle nicht näher auf die Herstellungsmethoden eingegangen.

3. Herausfinden der passenden Blüten und Herstellung der Blütenessenzen

Vorgehensweise für eine eigene Behandlung oder die von anderen Menschen

Möchte man sich selbst mit den Dr. Bach Blüten behandeln, ist die Voraussetzung, eine gute Selbstkenntnis zu haben. Man sollte sich unbedingt selbstkritisch fragen, wie bin ich wirklich und dabei absolut ehrlich zu sich selbst sein. Und genau das ist oft das Problem: wir neigen bei uns selbst zu einer gewissen 'Betriebsblindheit', sehen unsere negativen Eigenschaften nicht vollständig beziehungsweise können sie auch gar nicht sehen, weil wir in uns selbst emotional verstrickt sind und manchmal den Balken vor unseren Augen gar nicht wahrnehmen können.

Das lässt sich besonders gut anhand der Beschreibungen der letzten Blüten zum Seelenzustand 'Übertriebene Sorge um andere' erkennen: Die Betroffenen sind für sich selbst stets fest davon überzeugt, es wirklich nur gut für ihre Mitmenschen zu meinen und dass sie absolut richtig handeln. Dabei kommen sie in der Regel selbst überhaupt nicht auf die Idee, dass etwas aus dem Ruder gelaufen ist und eigentlich sie diejenigen sind, die eine Therapie mit ausgerechnet diesen Blüten benötigen könnten.

Auch die gut meinenden Eltern, die ihre Kinder mit den Dr. Bach Blüten fördern möchten, unterliegen unbewusst schnell dem Dilemma, dass sie ihre Kleinen tatsächlich mehr in die eigene Richtung beeinflussen. So kann leider mehr Schaden als Nutzen produziert werden oder noch schlimmer: die Kinder spüren instinktiv, dass hier etwas überhaupt nicht zu ihrem Wohle stattfindet und boykottieren die Einnahme der Blüten. Dann wird mal die Einnahme vergessen oder das Fläschchen fällt ihnen plötzlich aus der Hand. Dass außerdem diese wunderbare Therapie für diese Kinder künftig negativ besetzt ist, und man ihnen etwas verleidet hat, was ihnen tatsächlich unter professioneller Anwendung hätte hilfreich sein können, finde ich besonders schade.

Alles zu der Behandlung von Kindern Gesagte, gilt stellvertretend für alle anderen potentiellen Behandlungen von Familienangehörigen, Freunden, Freundinnen etc. Bei allen Menschen, mit denen man in einer emotionalen Beziehung steht, sollte man stets vorsichtig mit einer eigenmächtigen Behandlung sein.

Da stellt sich natürlich die Frage: Kann ich mich und andere denn überhaupt mit den Dr. Bach Blüten behandeln? Ja! Und zwar mit den Rescue Tropfen. Sollte man selbst oder andere in einen Zustand, wie für die Einnahme dieser fertigen Mischung dargestellt, geraten, spricht nichts dagegen. Für alle anderen Fälle gilt:

Hat der Mensch, den ich behandeln möchte, ein Problem oder habe ich ein Problem mit diesem Menschen beziehungsweise mit seinen Eigenschaften?

Falls die Antwort darauf lautet, dass wirklich der andere Mensch ein Problem hat, bei dem die Bach Blüten helfen könnten, sollte man sich in einen Zustand der Ruhe versetzen, sich Zeit nehmen und die Beschreibungen der einzelnen Blüten immer wieder lesen. Dasselbe gilt, wenn ich man sich selbst behandeln möchte.

Des Weiteren sollte man nicht zu viele Blüten mischen, sondern es lieber erst einmal mit ein oder zwei Blüten versuchen.

Bei jeglicher Form von Unsicherheit oder Zweifeln sucht man dagegen besser professionelle Behandler/innen auf.

Und für diese gilt der folgende Abschnitt, der aber auch für Nichtbehandler lesenswert ist:

Vorgehensweise für Behandler/innen:

Vor jeder Diagnose für andere sollte man prüfen, ob man mit sich selbst 'im Reinen' ist, also zuerst in sich hineinhören, ob man in der eigenen Mitte ist.

Gute Bach-Blüten Therapeuten/innen sind vor allem gute Zuhörer/innen. Man ist absolut präsent und konzentriert im Dialog mit dem Patienten/Klienten, voller wohlwollender Annahme dieses Menschen und lässt ihn aus dieser Haltung heraus mit allen Sinnen auf sich wirken. Nicht immer wird alles ausgesprochen, so dass man auch versuchen sollte, 'zwischen den Zeilen' zu hören beziehungsweise, wie etwas gesagt und formuliert wird. Dabei fühlt man sich in den anderen Menschen hinein, voller Akzeptanz und Empathie. So entsteht eine Atmosphäre des Vertrauens, in der der andere sich wirklich öffnen kann. Selbstverständlich können Fragen gestellt werden, wobei Suggestivfragen zu vermeiden sind.

Ziel einer Bach-Blüten Therapie ist es, die Selbstheilungskräfte zu stimulieren, so wie Dr. Bach es ausdrückte: „Heile dich selbst." Dazu gehört, dass der Betroffene seinen Zustand oder seine Krankheit als einen legitimen Teil seiner Persönlichkeit anerkennt, ihren Sinn versteht und innerlich die Verantwortung dafür übernimmt, ohne sich dafür zu verurteilen. Annehmen, ohne zu bewerten, zu beurteilen oder gar zu verurteilen.

Dazu gehört es auch, dass man den Menschen, der sich vertrauensvoll an einen wendet, aktiv in den Heilungsprozess einbezieht und ihm alle gewünschten Informationen über die Blüten und ihren Unterschied zu herkömmlichen

Medikamenten gibt. Nur mit Offenheit und Transparenz kann eine vertrauensvolle Zusammenarbeit entstehen.

Es gibt verschiedene Arten der Diagnosestellung, wie z. B.: Gesprächsanamnese, Pendeln, Blütenkarten, etc. Bei der Gesprächsanamnese geben die Wortwahl, die Formulierungs- und Sprechweise gute Hinweise auf die Wahl der passenden Blüte(n). Spricht jemand mit leiser, ängstlicher Stimme, kann das ein Hinweis auf Mimulus sein, ist die Sprechweise sehr überzeugt, könnte Vervain in Frage kommen oder bei autoritärer Sprache vielleicht Vine. Wird gesagt: 'Ich habe die Hoffnung aufgegeben, dass ...' könnte Gorse in Betracht kommen oder 'Es macht mich ganz unruhig, dass ...' käme eventuell Impatiens in Frage.

Die Blüten werden entsprechend der augenblicklichen psychischen Situation zusammengestellt, d. h.: je nach Schnelligkeit der Wirkung erfolgt eine entsprechende Anpassung der Auswahl.

Jede Blüte ist mit jeder anderen Blüte beliebig kombinierbar. Die Mischung kann aus 1 bis zu maximal 8 Bach-Blüten bestehen, in der Literatur finden sich auch Angaben bis zu maximal 5 Bach-Blüten. Die Blüten sind mit anderen Medikamenten verträglich, außer mit Metall.

Bei unzutreffender Auswahl erfolgt keine Wirkung und keine Nebenwirkung. Bei zutreffender Auswahl kann es zu einer sogenannten Erstverschlimmerung kommen, die durchaus mit mehr oder wenigen drastischen Nebenwirkungen auftreten kann. Daher kann es sinnvoll sein, statt der üblichen Dosierung (4 x täglich 4 Tropfen) zu Beginn mit einer geringeren Dosierung die Therapie zu beginnen.

4. Zubereitung einer Bach-Blüten Mischung

Flasche mit Pipette von 10 bis 50 ml

Das Mischungsverhältnis beträgt z. B.: 2/3 Wasser + 1/3 Alkohol oder ¾ Wasser + ¼ Alkohol. Der Alkohol soll der Konservierung dienen. Die Bach-Blüten sind jedoch schon in den Stock Bottles konserviert und da sich Wasser in der Regel recht lange hält, ist eine weitere Konservierung meines Erachtens nicht unbedingt erforderlich. Solange die Tropfen nicht direkter Sonneneinstrahlung oder hohen Temperaturen ausgesetzt sind, kann die Mischung ohne Alkohol höchstens etwas trübe oder lasch im Geschmack werden.

Gerade für Kinder ist eine Mischung ohne Alkohol die Methode der Wahl sowie für abstinente Alkoholkranke und Menschen mit Leberschäden. Alternativ kann bei Reisen in Länder mit hohen Temperaturen Obstessig verwendet werden. Es gibt unterschiedliche Ansichten darüber, ob abstinente Alkoholkranke wegen der Konservierung in den Stock Bottles überhaupt mit den Bach-Blüten behandelt werden sollten.

Das Wasser sollte Quellwasser ohne Kohlensäure sein. Kein destilliertes Wasser verwenden.

Das Mischungsverhältnis beträgt: je 10 ml 1 Tropfen einer Blüte. D. h.: bei einer 30 ml Flasche werden 3 Tropfen einer Blüte dem Wasser zugegeben. Die fertige Bach-Blüten Mischung sollte vor der ersten Einnahme gut geschüttelt werden oder 10 Mal auf die Handinnenfläche geschlagen werden.

5. Rechtliche Vorschriften

Das Herstellen von Medikamenten – und auch die Bach-Blüten zählen dazu – ist in Deutschland gesetzlich den Apotheken vorbehalten. Das bedeutet: Ärzte und Heilpraktiker dürfen für Patienten keine Mischung herstellen!

Alternativen: Rezept ausstellen, mit dem man sich die Bach-Blüten in der Apotheke mischen lassen kann oder die Stock Bottles von den Patienten kaufen lassen und die Patienten bei sich zu Hause selber mischen lassen. Falls man als Behandler ein komplettes Set der Bach-Blüten in der Praxis hat, können sich die Patienten dort ebenfalls ihre Mischung selbst herstellen. Eine schriftliche Bestätigung, dass die Patienten ihre Mischung selbst hergestellt haben, trägt zur Sicherheit des Behandlers bei.

6. Rezeptmuster Bach-Blüten:

Ein Rezept enthält Angaben zur Person des Behandlers: Name, Vorname, Berufsbezeichnung, vollständige Anschrift mit Telefonnummer, eventuell E-Mail oder Handy-Nummer beziehungsweise Sprechzeiten und ein freies Feld für das Eintragen des Datums.

Auf dieses Formular wird dann z. B. eingetragen:

20 ml Bach-Blüten

1	Agrimony
29	SoB
33	Walnut

Konservierung Obstessig (oder: keine Konservierung, oder: mit Alkohol zu ¼)

Einnahme: 4 x tgl. 4 Tropfen auf die Zunge (oder auf Plastiklöffel, kein Metall) vor oder zwischen den Mahlzeiten

Für: Patient XY

Praxisstempel

Unterschrift

Es ist sinnvoll, Nummer und Namen beziehungsweise Abkürzung, hier SoB für Star of Bethlehem, anzugeben, um eventuellen Verwechslungen vorzubeugen.

7. Einnahme der Bach-Blüten

Eventuell kann ein Ein- oder Ausschleichen sinnvoll sein, um eine Erstver-schlimmerung auszuschließen oder unangenehme Folgen eines abrupten Ab-setzens der Bach-Blüten Mischung zu vermeiden.

Einnahme auf die Zunge:

morgens als erstes, mittags 10 – 20 Minuten vor dem Essen, nachmittags auf leeren Magen oder abends vor dem Essen und abends als letztes vor dem Schlafengehen.

Die Bach-Blüten sollten nicht zusammen mit Nahrung aufgenommen werden, da es die Wirkung über die Schleimhaut stören könnte. Da es eine feinstoffli-che Schwingungstherapie ist, wird von einer Einnahme über einen Metalllöffel abgeraten. Außerdem sollte die Flasche ebenso wie die Stock Bottles nicht auf einem Metalltablett oder einer anderen Fläche aus Metall abgestellt werden. Bei den Angaben vor dem Essen ist die Einnahme jeweils 10 bis 20 Minuten vorher empfehlenswert.

Bei kleinen Kindern und allen, die sich mit einem Träufeln auf die Zunge schwertun, kann man die Bach-Blüten auf einen Plastiklöffel geben und dann einnehmen. Ansonsten ist es ratsam, die ersten Einnahmen vor einem Spiegel vorzunehmen, damit es nicht mehr oder weniger als 4 Tropfen sind.

Die Dosierung für Säuglinge ist im Normalfall wie bei Erwachsenen. Bei stillenden Müttern können auch diese die Tropfen für ihre Säuglinge einnehmen. Bei Säuglingen ist allgemein angeraten, möglichst wenige Bach-Blüten zu mischen. Auch die Einnahmezeit ist meist kürzer.

Vor dem Schlucken sollten die Bach-Blüten einen Moment im Mund behalten werden, da auf diese Weise die Wirkung über die Mundschleimhaut am besten erfüllt wird.

Bei akuten Zuständen können die Bach-Blüten auch alle 10 bis 30 Minuten in der Dosierung von 4 Tropfen eingenommen werden, aber auch hier ist eine mögliche Erstverschlimmerung zu beachten

Des Weiteren gibt es die Wasserglas-Methode: Man tropft täglich aus jeder der ausgewählten Bach-Blüten Stock Bottles 2 Tropfen in ein Wasserglas und trinkt daraus über den Tag verteilt.

Auch eine äußerliche Anwendung ist möglich: z. B. Umschläge mit den Rescue Tropfen. Für ein Bad werden 5 Tropfen auf ein Vollbad gegeben. Des Weiteren kann man die Bach-Blüten neben das Bett stellen oder bei einer Meditation in 20 cm Abstand abstellen. Auch können die Bach-Blüten am Körper getragen werden oder auf die Chakren geträufelt werden.

8. Therapieverlauf und Therapieende

Eine passende Bach-Blüten-Mischung schlägt in wenigen Stunden, spätestens Tagen an. Es kann aber etwas länger brauchen, bis sich nach ersten Zeichen einer Besserung ein dauerhafter Behandlungserfolg einstellt. Bei einer langwierigen Therapie sollte man in angemessenen Abständen in Absprache mit dem Patienten die Bach-Blüten-Mischung der Entwicklung entsprechend anpassen.

Mögliche Erstreaktionen oder auch Erstverschlimmerungen können vorkommen, wie z. B. vermehrte Traumtätigkeit. Eventuell kann das therapiebegleitende Führen eines Traumbuches sinnvoll sein. Vorübergehend können alte seelische oder körperliche Symptome erneut auftauchen. Auf all diese Reaktionen sollte man den Patienten vor Behandlungsbeginn hinweisen, da es sonst zu Verunsicherungen oder Therapie-Abbruch kommen könnte.

Bei gravierender Erstverschlimmerung oder einer bedrohlichen Erkrankung kann es besser sein, die Bach-Blüten-Dosierung zu reduzieren und dann wieder langsam zu steigern. Zur Linderung schwerer Erstreaktionen kann die gleichzeitige Einnahme der Rescue Tropfen, z. B. mit der Wasserglas-Methode, empfohlen werden.

Meist erkennt man gut, wann eine Bach-Blüten-Therapie beendet werden kann. Es kann aber auch vorkommen, dass die Bach-Blüten Tropfen plötzlich vergessen werden oder die Bach-Blüten Tropfen nicht mehr schmecken. Ein abruptes Absetzen ist genauso möglich wie ein Ausschleichen, bei dem z. B. eine Zeitlang 3 x tgl. 3 Tropfen, dann 2 x tgl. 2 Tropfen etc. genommen werden. Sollte in dieser Phase doch wieder ein Symptom aufflackern oder sich das Allgemeinbefinden verschlechtern, kann die Dosierung wieder heraufgesetzt werden.

Auch für die Behandler gilt: Loslassen können. Wir sind nur Wegweiser auf dem Weg zur Selbstheilung, geben Hilfe zur Selbsthilfe, damit der andere bald wieder alleine laufen kann.

9. Kosten einer Bach-Blüten-Therapie

Vorweg zur Erinnerung: Dr. Bach war ein bescheidener Mensch, der eine Volksmedizin entwickeln wollte, die sich jeder leisten können sollte.

Die Konzentrate der Bach-Blüten sind außerordentlich ergiebig: aus einer 10 ml Stock Bottle erhält man in etwa 130 Tropfen, d. h.: bei 1 Tropfen je 10 ml Flasche ergäbe das 130 Flaschen, allerdings werden oft mehr als eine Blüte benötigt. Dennoch rein vom Materialpreis her betrachtet eine sehr preiswerte Therapie.

Die Kosten, die Behandler für eine Bach-Blüten Therapie berechnen schwanken leider, oft auch nach Region. Die Gebührenordnung für Heilpraktiker z. B. kann nur einen Anhaltspunkt liefern, vergleichbar der homöopathischen Repertorisation.

10. Möglichkeiten und Grenzen einer Bach-Blüten Therapie

Trotz ihrer hervorragenden Heilungsmöglichkeiten kann auch die Bach-Blüten Therapie kein Allheilmittel sein!

Mögliche Indikationen neben einer Gesundheitsvorsorge können z. B. sein:

Psychische Ursachen, die einer Erkrankung zugrunde liegen. Alle Seelenzustände, die den sieben von Dr. Bach beschriebenen entsprechen.

Funktionelle Beschwerden, wie z. B. Schlafstörungen, nicht organisch bedingte Herzbeschwerden, therapieresistenter Husten, Erschöpfungszustände etc.

Bitte stets beachten: Selbstverständlich müssen schwerwiegende organische Erkrankungen vorab präzise diagnostiziert sein. Bei Herzbeschwerden sollte z. B. ein EKG oder andere adäquate Untersuchungen veranlasst worden sein. Bei Erschöpfungszuständen sollte auch an einen eventuellen Mangelzustand gedacht werden und eine Blutuntersuchung stattgefunden haben.

Grundsätzlich lohnt sich der Einsatz der Bach-Blüten aber fast immer auch therapiebegleitend.

<u>Kontraindikationen:</u>

Abstinente alkoholkranke Personen sollten für sich entscheiden, ob sie eine Bach-Blüten Mischung einnehmen wollen. Sofern ihnen die Rückfallgefahr zu unberechenbar erscheint, lassen sie es besser. Eine unverdünnte Einnahme der Bach-Blüten sowie der Rescue Tropfen ist auf jeden Fall kontraindiziert.

Dann selbstverständlich alle akuten Notfallerkrankungen, wie z. B. ein Herzinfarkt.

Auch bei einigen akuten psychiatrischen Erkrankungen und schweren Depressionen sollte man sich keinesfalls auf die alleinige Therapie mit den Bach-Blüten verlassen, sondern z. B. auf Antidepressiva und Psychotherapie vertrauen. In diesen Fällen sollten die Bach-Blüten maximal therapiebegleitend zum Einsatz kommen.

11. Bach-Blüten für Tiere und Pflanzen

Bach-Blüten können für Tiere und Pflanzen eine gute Hilfestellung bieten, insbesondere die Rescue Tropfen leisten gute Dienste bei Tieren, die man neu bei sich aufnimmt, vor Tierarztbesuchen oder vor oder nach sonstigen stressigen Situationen der Tiere.

Da dieses Buch ja für die Behandlung von Menschen gedacht, wird dieses Kapitel nur kurz behandelt, dennoch sollen zwei schöne Beispiele für Hunde nicht unerwähnt bleiben: Hunde, die sich immer wieder in Szene setzen und dauernd bellen können von Heather profitieren, und die Hunde, die ständige Aufmerksamkeit verlangen und ständig 'an den Hacken kleben' von Chicory.

Pflanzen verkraften ein Umtopfen mit Rescue Tropfen besser. Des Weiteren kann Crab Apple bei Befall mit Ungeziefer und Walnut bei einem Standortwechsel empfohlen werden.

12. Therapie Kombinationsmöglichkeiten

Die Bach-Blüten Therapie lässt sich nicht nur hervorragend in unterschiedlichen Facetten anwenden, sondern sich auch mit vielen anderen Therapien kombinieren. So kommen unter anderem in Fragen: Chakren Meditation, Cranio-Sakral-Therapie, Meditation verschiedenster Arten, etc.

13. Eifel-, Kalifornische Blüten

Der Vollständigkeit halber sei erwähnt, dass es neben den Bach-Blüten noch andere Blüten gibt. Hier ergeben sich weitere Behandlungsaspekte. Insbesondere Kinder sollen sehr gut auf Eifelblüten ansprechen. Aus meiner Erfahrung haben die Bach-Blüten aber stets ausgereicht und es geht nicht um Quantität, sondern um Qualität.

14. Therapiebeispiele/Differentialdiagnose

Machen wir uns vorab nochmals deutlich: Körperliche Krankheitssymptome wurden von Dr. Bach als Warnzeichen dafür betrachtet, dass der Mensch als energetisches System nicht in Harmonie mit sich selbst ist. Die Wirkungsebene der Bach-Blüten ist die Seelenebene.

Es besteht kein allgemeinverbindlicher, direkter Zusammenhang zwischen körperlichen Krankheitssymptomen und bestimmten negativen seelischen Verhaltensmustern, zum Beispiel zwischen Asthma und Eifersucht, wie man es manchmal liest. Diese Zusammenhänge sind von Mensch zu Mensch individuell verschieden. So kann z. B. Herr X einen Asthmaanfall bei Eifersucht bekommen, Frau Y jedoch bei Ärger über ihre Schwiegermutter und Herr Z bei Enttäuschung über seinen Sohn.

Entscheidend für die Auswahl der Bach-Blüten sind ausschließlich die negativen seelischen Reaktionsmuster – beispielsweise Eifersucht, Ärger, Enttäuschung – die beim einzelnen zusammen mit den körperlichen Symptomen auftreten.

Auch seelische Probleme, wie z. B. Prüfungsangst, haben bei jedem Menschen unterschiedliche seelische Erfahrungshintergründe, etwas bei Frau A die

Angst vor dem Vater, bei Herrn B zu hohe Leistungsansprüche an sich selbst und bei Frau C Erinnerungen an früher nicht bestandene Prüfungen.

Zur besseren Verdeutlichung hier zwei Beispiele:

1. Mutter mit 4 Jahre alter Tochter, die unter Ängsten leidet

Die Mutter sagt, dass die Tochter ein Angsthase sei. In der Kita würde sie teilweise schon gehänselt. Jetzt hätte die Mutter von der Bach-Blüten-Therapie gehört, die Ängste wegmachen könnte. Das Kind äußert sich kaum, schaut nur schweigend.

Es geht also um das Thema Angst, den ersten von Dr. Bach beschriebenen Seelenzustand, für den folgende Blüten in Frage kommen:

2 Aspen, 6 Cherry Plum, 20 Mimulus, 25 Red Chestnut und 26 Rock Rose

Die Gesprächsanamnese mit der Mutter ergibt auf Nachfragen, dass das Kind seit dem Besuch des Kindergartens Angst vor Lärm jeglicher Art hat, wie hupende Autos, knatternde Motorräder, Gewitterdonnern, bellende Hunde, und dass es bei Lärm sofort anfängt zu weinen. Als es vor ein paar Monaten in die Kita kam, fanden dort in einem Anbau noch Umbau- und Reparaturarbeiten statt. Ach so, und ja, kurz vor dem Eintritt in die Kita wurde ihr kleines Brüderchen geboren.

Das Kind bekommt folgende Bach-Blüten-Mischung:

20 Mimulus	da es Angst vor bestimmten Dingen infolge eines vermutlichen
29 SoB	schockierenden Erlebnisses hatte, und zwar dem Lärm in der Kita u.
33 Walnut	der veränderten Lebenssituation: Kita und Brüderchen

2. Mutter mit 5 Jahre alter Tochter, die sich immer die Ohren zuhält

Die Mutter sagt, dass die Tochter sich immerzu die Ohren zuhalten würde. Sie hätte schon diverse Kinder- und Hals-Nasen-Ohren Ärzte aufgesucht, aber keiner könne 'was' finden. Da offensichtlich kein organisches Geschehen vorliegt, wird das Kind befragt, es gibt aber keine Auskunft.

Die weitere Befragung der Mutter ergibt: das Kind tut es seit Monaten, genau wisse sie es nicht mehr. Und vorher hätte es ständig geheult, das wäre vielleicht nervig gewesen, selbst beim Einkauf, auf der Straße, ständig diese Heulerei. Na, da wäre ihr auch schon mal die Hand zu einer leichten Ohrwatschen ausgerutscht. In der Kita war sie mit der Heulerei auch schon aufgefallen. Aber was überhaupt diese ganze Frage solle, das hätte ja wohl nichts mit dem Problem zu tun, das verstände sie jetzt auch alles nicht.

Kürzen wir es ab und kommen zur Auflösung: Es könnte das damals 4 Jahre alte Kind aus dem ersten Beispiel sein, nur, dass die Mutter damals keine Bach-Blüten Therapie anging. Stattdessen bekam das Kind Ohrwatschen, wenn es weinte und so nahm die Entwicklung ihren Lauf. Neben der Angst vor Lärm seit dem Besuch der Kita hat das Kind inzwischen 'gelernt':

Lärm = Angst = Weinen = Ohrwatschen

besser Ohren zuhalten: kein Lärm, kein Ohrwatschen

Die Bach-Blüten Behandlung ist ergo identisch mit der aus dem 1. Beispiel. Selbstverständlich könnte man die Behandlung um weitere Bach-Blüten ergänzen, wie z. B. 19 Larch, um das Selbstvertrauen des Kindes zu stärken, was aber diese Beispiele verdeutlichen sollten:

Es können ganz <u>unterschiedliche Symptome</u> vorliegen, die aber die <u>gleichen</u> Bach-Blüten benötigen,

andererseits können ganz <u>gleiche Symptome</u> vorliegen, die <u>unterschiedliche</u> <u>Bach-Blüten</u> benötigen.

Die richtige Bach-Blüten Mischung hängt also ganz einfach von den individuell unterschiedlichen Erlebnishintergründen ab. Das macht die Bach-Blüten Therapie eigentlich so herrlich einfach, sofern man den jeweiligen Seelenzustand richtig erkennt und die entsprechende Blüte zuordnet

15. Literaturempfehlungen

Dr. Edward Bach: z. B. Blumen, die durch die Seele heilen

Dr. Edward Bach u. Jens-Erik Petersen: Heile dich selbst mit den Bach-Blüten

Nora Weeks: Edward Bach

Nora Weeks und Victor Bullen: 38 Bach Original Blütenkonzentrate

Danksagung

Mein Dank gilt meinem Lebensgefährten T., der mich zu diesem Buch ermutigt hat.

Haftungsausschluss und allgemeiner Hinweis zu medizinischen Themen:
Die hier dargestellten Inhalte dienen ausschließlich der neutralen Information und allgemeinen Weiterbildung. Sie stellen keine Empfehlung oder Bewerbung der beschriebenen oder erwähnten diagnostischen Methoden, Behandlungen oder Arzneimittel dar. Der Text erhebt weder einen Anspruch auf Vollständigkeit noch kann die Aktualität, Richtigkeit und Ausgewogenheit der dargebotenen Information garantiert werden. Der Text ersetzt keinesfalls die fachliche Beratung durch einen Arzt oder Apotheker und er darf nicht als Grundlage zur eigenständigen Diagnose und Beginn, Änderung oder Beendigung einer Behandlung von Krankheiten verwendet werden. Konsultieren Sie bei gesundheitlichen Fragen oder Beschwerden immer den Arzt Ihres Vertrauens! Die Autorin übernimmt keine Haftung für Unannehmlichkeiten oder Schäden, die sich aus der Anwendung oder Nichtanwendung der hier dargestellten Information ergeben.

Alle rechtlichen Themen sind nur Hinweise der Autorin, welche Erfahrungen wiedergeben und ersetzen nicht die Rechtsberatung durch einen Rechtsanwalt.

Impressum

© **B, Klar** 2018
1. Auflage
Alle Rechte vorbehalten.
Nachdruck, auch auszugsweise, verboten.
Kein Teil dieses Werkes darf ohne schriftliche Genehmigung des Autors
in irgendeiner Form
reproduziert, vervielfältigt oder verbreitet werden.
Kontakt: Thomas Tolksdorf Westwall 10 D-46509 Xanten
Covergestaltung: Eigenentwurf
Coverfoto: pixabay